沈钦荣◎编著

理伤续断

一得录

理伤续断，强骨壮筋

越医寻踪，古为今用

教学相长，治养并重

全国百佳图书出版单位
中国中医药出版社
·北京·

图书在版编目（CIP）数据

理伤续断—得录 / 沈钦荣编著 . —北京：中国中医药出版社，
2021.7（2021.12重印）

ISBN 978 – 7 – 5132 – 6548 – 5

Ⅰ . ①理… Ⅱ . ①沈… Ⅲ . ①中医伤科学—中医临床—经
验—中国—现代 Ⅳ . ① R274

中国版本图书馆 CIP 数据核字（2020）第 233062 号

中国中医药出版社出版

北京经济技术开发区科创十三街 31 号院二区 8 号楼
邮政编码 100176
传真 010-64405721
保定市西城胶印有限公司印刷
各地新华书店经销

开本 880 × 1230 1/32 印张 8.75 字数 202 千字
2021 年 8 月第 1 版 2021 年 12 月第 2 次印刷
书号 ISBN 978 – 7 – 5132 – 6548 – 5

定价 39.00 元
网址 www.cptcm.com

服 务 热 线 010-64405510
购 书 热 线 010-89535836
维 权 打 假 010-64405753

微信服务号 zgzyycbs
微商城网址 https://kdt.im/LIdUGr
官 方 微 博 http://e.weibo.com/cptcm
天猫旗舰店网址 https://zgzyycbs.tmall.com

如有印装质量问题请与本社出版部联系（010-64405510）

肖　序

　　中医骨伤科源自远矣！《周礼》把医师分为食医、疾医、兽医和疡医，其中"疡医掌肿疡、溃疡、金疡、折疡之祝药劀杀之齐"。明初太医院分十三科，金镞、接骨各居其一。清代太医院分九科，其中设正骨科。古代医家在长期的治伤实践中，积累了丰富的正骨及用药经验，形成了整体观念、动静结合、筋骨并重等独特理论，涌现了蔺道人、危亦林、薛己、异远真人等一大批治伤名家。近代浙江的金华黄氏、宁波陆氏、嘉兴罗氏、富阳张氏等也独树一帜，各领风骚。当代中医药在党和政府的高度重视下，迎来了天时地利人和的大好发展时机，中医骨伤科不忘振兴之历史使命，强筋壮骨，在中医现代化的征途上冲锋陷阵，始终走在前列。

　　机遇总是伴随着挑战。其一，传统骨伤科以治疗跌打损伤为主，现今疾病谱发生了巨大变化，创伤病人在减少，而患退行性骨关节病、代谢性骨关节病、骨与关节肿瘤等疾病的病人明显增多。同为创伤，古代多为低能量损伤，如农耕劳作、跌仆坠堕，伤情相对简单，今日多为高能量损伤，如交通事故、机械伤，伤情复杂，处理难度明显增加；其二，患者对治疗结果的追求不同。古代筋骨断裂，是不得了的大事，只要能接上，满足生活、劳动的基本需求，患者即感到万幸，今日对骨伤的治疗不但要接上，还要追求复原，不留残；其三是现代骨伤科的新理论、新观念、新技术、新药及新材料、新器械日新月异，专业不断分化和细化。精准治疗、循证证据、智慧治疗、整合治疗等都对中医骨伤如何发挥特色优势提出了更高要求。中医骨伤学科正站在由传统走向现代的历史关口，"传承精华，守正创新"任重而道远。为此，许多中医骨伤同人在各自岗位辛勤工作，努力探索。

钦荣医师就是其中一位。他是浙江中医学院80级学生，1985年毕业后在绍兴市中医院骨伤科工作至今。绍兴市中医院以顾氏伤科、陈氏伤科为代表，以"北海伤科"名闻浙东。工作之初，他系统学习传统中医骨伤理论，对古代医家接骨学说、传统伤科辨治理论、古代医家正骨特色及正骨器具做了认真研究，同时对绍兴三六九伤科、顾氏、陈氏等绍兴伤科世家做了深入挖掘。随着工作经验的积累，他总结出了屈肘130°悬吊法治疗儿童肱骨髁上骨折、"压、端、牵"手法夹板外固定治疗儿童桡骨远端骨折诸方法；在深入研究越医张景岳温补学说及骨关节病发病机理现代实验研究进展基础上，提出以张景岳的"五脏同补理论"治疗骨关节炎等退行性疾病，并开展相关临床及实验研究，以健脾法治疗骨折延迟愈合等，取得阶段性成果。他善于根据骨伤疾病的特性，重视运用外用药及治养结合，以自拟药枕方治疗颈项痛，以灵仙痛消方热熨治疗腰腿痛，根据脊柱病特点，吸取八段锦、易筋经精华，总结出预防脊柱病的脊柱养生功，发明足动仪实用专利预防膝关节炎，善用膏方及药食同源之品调理筋骨痛，受到患者欢迎，形成了辨证用药、专病研究、治养并重的诊疗特点。经过36年骨伤实践的探索与磨砺，今天他已是浙江省名中医、浙江中医药大学硕士研究生导师、浙江省中医药重点学科骨伤科学科带头人、浙江省非物质文化遗产越医文化项目代表性传承人。

习总书记说："要做好中医药守正创新、传承发展工作，建立符合中医药特点的服务体系、服务模式、管理模式、人才培育模式，使传统中医药发扬光大。"浙江省在 2007 年即成立了全国首家名中医研究院，时任浙江省委书记的习近平同志发来贺信，后浙江省卫生健康委员会专门设立省名老中医专家传承工作室建设项目，致力于开展名老中医学术经验总结与传承，扩大浙派中医影响力。著书立传，是传承的重要方式，我们希望我们的名老中医学术专家，都能将自己的宝贵经验写出来，传下去，为中医药的发展做出贡献。

钦荣有很深的中国传统文化根底，这为他应用中医，理解中医，研究中医，提供了很好的基础。根深叶茂，在长期的临床工作中，他勤于思考，善于总结，敢于创新。钦荣为人诚恳，讷于言而勤于行，在中医骨伤专业及越医文化研究上孜孜不倦，持之以恒，很有造就，每隔不久，即有新作问世。此次以《理伤续断一得录》书稿求序，吾读后，确有新意，记录了其临床一步一个脚印的足迹及所感所悟，对拓展中医骨伤辨证论治思路，提高疗效，具有一定启迪作用和参考价值，故乐而为之序。

谨书于西子湖畔

2021 年 5 月 31 日

（浙江省国医名师、浙江省名中医研究院院长）

前　言

　　1985 年 8 月，我从浙江中医学院毕业到绍兴市中医院骨伤科工作，至今已有 30 余年。绍兴市中医院的前身是张爱白先生于 1928 年创办的处仁医院，中华人民共和国成立后成立联合诊所，再由镇中医院、市（县级）中医院，至 1984 年升格为省辖地级市中医院，医院性质由集体所有制转变为全民所有制，一步一个脚印，发展为今天的三甲综合中医医院。医院以骨伤科为特色，源于清代的顾氏伤科、陈氏伤科的传人就在本院，因医院旧址在绍兴城内的北海桥附近，遂以"北海伤科"闻名浙东。我刚工作时，顾氏伤科传人顾仁生先生的侄女、徒弟，陈氏伤科传人陈吉生先生以及其他老先生均在该院工作。绍兴市中医院改扩建项目是 2019 年市政府重点工程，作为一项"民生实事工程、文旅融合工程、古城疏解工程"，按照"高质量发展、集约化发展和传承性发展"的发展理念，在医院原址上进行"东拓西进北建"。工程整体投入 12.1 亿元，建设工期 3~4年，改扩建后医院占地面积 65 亩，设计总床位 1000 张，已于2019 年动工，绍兴市中医院的美好明天指日可待！

　　伴随医院的不断发展壮大，我也从一名年轻医生跨入专家的行列。2014 年，浙江省人民政府授予本人"省名中医"称号；2017 年，被国家中医药管理局确定为第六批全国老中医药专家学术经验继承工作指导老师，同年列入浙江省中医药管理局浙江省名老中医专家传承工作室建设计划，总结本人的临证经验、带教年轻医生是其中的任务，这是编撰本书的缘起。

本书为我从事中医骨伤实践的小结，记录了学习体会、临证心得和探索感悟，分5个部分：抉古探微，是对传统中医正骨理论、经验的探索与研究；临证心悟，记录了30多年临证实践的心得；越医钩陈，是我研究越医的一部分内容，收录了越医专科世家顾氏、陈氏、三六九伤科的研究文章，以及部分绍派伤寒用药经验的文章，绍派伤寒虽以治疗时令病、内科杂病为主，但其用药特色与经验对指导骨关节病治疗大有裨益，张景岳防疫治疫经验则是应对新型冠状病毒写的；现代研究，为本人结合临床及研究生带教承担的各级科研项目，收录了相关的研究结果及文献综述；医案存真，为病案选录。

中医骨伤科学源远流长，具有独特优势。随着大健康时代的到来，卫生健康领域正发生着一系列以健康理念为主导的革命性变化，包括医学重心及医学模式的转变、疾病谱的变化、公众对健康认知的转变、医患关系的变化等方面，人们对健康的需求标准也在不断提高。为此，我的观点一是中医骨伤必须扬长避短，顺时而进方能生机无限。对于以前许多中医骨伤科棘手的难题，如难以整复固定的骨折、开放骨折、感染骨折等，现在只要常规骨科手术就能解决，但对于手术仍解决不了的疾病，中医骨伤科则大有作为，优势明显。二是治疗骨伤疾病，手法加药物方能相得益彰。从事中医骨伤科工作并非只是体力活，正骨十分重要，药物治疗也绝不能偏废，溯源析流，熟悉中医药理论发展历史及其特点，掌握中医辨证施治这一绝活，方能左右逢源。三是骨伤疾病须治养并重，预防为上。治疗骨折，是否愈合很重要，功能是否完全恢复更重要。人一生中都会遇到骨关节病的困扰，只不过是时间早晚、程度轻重不同而已，这次治好了，下次可能会再发，预防为上、治养并重，才能事半功倍。

在抗击新型冠状病毒肺炎疫情的艰难历程中，古老的中医药彰显出强大生命力。习近平总书记说：中医药是中华民族的瑰宝，一定要保护好、发掘好、发展好、传承好，强调要遵循中医药发展规律，传承精华，守正创新，加快推进中医药现代化、产业化，坚持中西医并重，推动中医药和西医药相互补充、协调发展，推动中医药事业和产业高质量发展，推动中医药走向世界，充分发挥中医药防病治病的独特优势和作用，为建设健康中国、实现中华民族伟大复兴的中国梦贡献力量。这是我们中医人义不容辞的责任，也是不懈努力的方向！

衷心感谢浙江省国医名师、浙江省名中医研究院肖鲁伟院长审阅全稿、修改，并为本书作序，感谢他一直以来对我工作、学习上的支持和帮助！学生孟永久、胡松峰、沈剑增、马军华、詹倩、王敏龙、叶正从、陆超锋、颜夏卫、王泽、胡广操、张梦娇、张小宁、陆嘉柯参与本书医案整理及部分文章撰写，教学相长，感谢他们！书中不当之处，敬请读者诸君提出宝贵意见，以便今后进一步完善！

沈钦荣

2021 年 4 月于沐阳斋灯下

目 录

抉古探幽

越医钩陈

临证心悟

现代研究

医案存真

抉古探幽

古代医家对接骨药的认识

古代医家对接骨药的认识，有一个从初级到高级、不断完善的过程，大致可分为三个阶段：在很早的时候，人们就梦想有一种接骨神药，远可从骨碎补命名的传说中得到证明；随着认识的不断深入，医家们尝试着用铜类药和动物骨类药治疗骨折；之后，古代医家从无数次失败的教训和成功的经验中得到启发，提出了"祛瘀接骨说"和"补肾接骨说"，使古代医家对接骨药的认识上升到理性认识的高度。

一、骨碎补命名的由来

据载，唐开元年间，皇帝率众臣出去行猎，一侍卫不慎从马上跌下致小腿骨折，疼痛难忍，不能站立行走。随从中有一个人献出一草，给患者敷上。不一会，患者痛止骨接即能行走如常。开元皇帝惊叹该草之神功，乃赐名为"骨碎补"。骨碎补虽没有传说中那么神，但确是临床接骨的首选药。这个传说反映了古代医家渴求找到接骨药的急切心情。

二、铜类药和动物骨类药的应用

唐代，医家们从铜作焊接材料中获得启示，并从铜能治愈牲畜骨折的事实中得到证实，开始以铜屑接骨。《政和证类本草》引陈藏器《本草拾遗》载："赤铜屑主伤折，能焊人骨及六畜有损者。

取细研酒中温服之，直入骨损处。六畜死后取骨视之，犹有焊痕。"此后，铜类药物在接骨时被广泛应用并积累了丰富经验。蔺道人《理伤续断方》（又名《仙授理伤续断方》）有一首"接骨药"方，即用鹩乌骨烧存性，古铜钱一个，煅，醋淬七次为末，用药调服。朱丹溪在《丹溪心法·卷八十二》中指出，铜虽有接骨之功，非不可服，但"若新出火者，其火毒金毒相煽，夹香夹药毒，虽有接骨之力，而燥散之祸，甚于刀剑，戒之"，指出了铜类药的副作用，认为铜"非煅不可服"，且需与补气、补血药同用。

古代医家还深受当时哲学思想的影响，有很浓的物性互渗意识，如《抱朴子·内篇》引《玉经》中"服金者寿如金，服玉者寿如玉"的观点，因此，很自然地想到了用动物骨治疗骨折的方法。《太平圣惠方》记载了著名的"五骨散"，用鲮鲤项骨、猕猴项骨、虎项骨、黄犬项骨、野猫项骨、天雄、肉苁蓉，共为末，内服外敷，"治落马坠车、腕折、骨碎、筋伤、压损，疼痛不止"。《圣济总录》有八骨散，用虎骨、牛骨、龙骨、鸡骨、狗骨、兔骨、猪骨、羊骨、桐香脂、自然铜为散，外敷治骨折。这种以骨治骨、取类比象的现象，在中药中并非少见，如橘核治疝气、路路通祛风、大腹皮泻腹水、莲心安神等，虽然其机理尚不完全明了，但有一定疗效。当然，动物骨类药的应用与当时畜牧业的发展也有直接关系。

抉古探幽

三、祛瘀接骨说与补肾接骨说

祛瘀接骨、补肾接骨观点的形成均较早，但作为学说加以明确提出并在骨伤临床广泛应用，则是在明代。这两种学说包括了一整套理论及丰富的用药经验，体现了中医辨证论治的特色，较以前零星的接骨经验有很大提升。

1. 祛瘀接骨说

祛瘀接骨的提出，是以古代医家对折伤病机的认识为基础的。在《内经》"有所坠堕，恶血留内"理论指导下，历代医家都将活血化瘀作为治伤第一大法，并在实践中总结了凉血祛瘀法、辛温散血法、养血活血法等宝贵经验。至明清，气血学说得到空前发展，在伤骨科领域逐渐形成了以活血为主的少林寺学派。陈达公明确指出，跌伤骨折"内治法宜活血祛瘀为先，血不活则瘀不去，瘀不去则骨不能接也"，"瘀去新生，骨则合矣"（《疡医大全·卷三十六·跌打部》），把活血化瘀与接骨联系起来，赋予活血化瘀法新的含义，打破了活血化瘀只能消肿止痛的观点，发展和丰富了接骨理论。顾科民和陈馥馨等人分别通过对24部文献中361个接骨方和34部文献275个称为接骨丹的方剂进行统计分析，发现其中以活血化瘀药应用最多。柴东甫等人的研究表明，许多活血化瘀药确有促进骨折愈合的作用，为祛瘀接骨理论提供了有力依据。

2. 补肾接骨说

祛瘀接骨说有一定的局限性，即对于年高体虚、骨折中后期、骨折延迟愈合及不愈合的患者不适用，于是，古代医家又提出补肾接骨说加以完善。

《内经》最早提出肾与骨的关系，"肾主骨生髓"。孙思邈在《千金翼方》中具体列出了"补骨髓、养筋骨、长肌肉"的50种药物，其中有熟地黄、菟丝子、五加皮、女贞子、杜仲、续断等。杨清叟认为，产生骨痛疽的根源是肾虚，在《外科集验方·服药通变方第二》中指出，"肾实则骨有生气，疽不附骨矣"，明确提出了肾与骨在生理病理上的联系，为治伤家补肾接骨提供了新思路。薛己为命门学说的积极倡导者，在临床特别推崇以补肾法疗伤，在《正体类要·主治大法》中提出"筋者作痛，肝肾之气伤也""若骨骼接而复脱，肝肾虚也"，对骨折延迟愈合及不愈合者专主补肾。由于薛己遇到的患者多为达官贵人、年老体弱或骨折中后期患者，因此用补肾法治伤获得了巨大成功，并为补肾接骨法的确立奠定了基础。补肾接骨法也可以说是命门学说在骨伤学中的具体应用和发展。姜春华等人用实验方法揭示了肾与骨之间的内在联系，为补肾接骨说提供了有力的实验依据。古代医家在漫长实践中积累的丰富理论和经验，指导着今天的实践，并有待我们进一步挖掘提高。

参考文献

祛瘀接骨学说初探

祛瘀接骨说是古代医家治伤经验的高度总结，其理论有效地指导了古代医家的治伤实践，在今天仍有较高的临床实用价值。

一、祛瘀接骨说的形成

祛瘀接骨说的形成，有一个漫长的过程。

首先，它是以古代医家对折伤病机的认识为基础。《内经》"有所坠堕，恶血留内"的观点，为其开了先河。随着治伤经验的不断积累，医家们不但肯定了折伤的主要病理产物是瘀血，而且对"瘀"与"伤"关系的认识也越来越深入了。隋·巢元方指出，瘀血在体内的部位是"随伤损之处即停积"（《诸病源候论·卷四十八》)。唐·蔺道人则认为瘀血不仅局限于伤损之处，还可随气血的运行而积于人体的其他部位，"腹有瘀血，灌注四肢，烦满不安，痛疽发背，筋肉坏烂"（《仙授理伤续断秘方·又治伤损方论》大活血丹），并把折伤后出现的一系列症状，都归之于瘀血，"瘀血留滞，外肿内痛，肢节痛倦"（《仙授理伤续断秘方·又治伤损方论》大红丸）。至明代，李梴在《医学入门》中指出，"折伤专主血论，非如六淫七情在气在血之分"，更是言简意明。以上这些观点，为医家把活血化瘀作为治伤大法及按部位用药，提供了理论依据。

其次，祛瘀接骨说直接源于古代医家对"接骨"的认识。较早提出"接骨"的是蔺道人，他说"便生血气，以接骨耳"（《仙授理伤续断秘方·医治整理补接次第口诀》）。虽然他没有具体言明哪些药物能"生血气以接骨"，但从他注明能"壮筋接骨、活经络、生血气"的药物来看，大部分是活血化瘀类药物。后世的医家从中受到启发，在不断总结经验的同时，逐渐领悟到，"生血气接骨"必须以活血化瘀为先，血活瘀去即能"生血气接骨"。《圣济总录》谓，伤折"治宜除去恶瘀，使气血流通，则可以复完也"（卷第一百四十三·伤折门）。陈达公说，跌伤骨折"内治法宜活血祛瘀为先，血不活则瘀不去，瘀不去则骨不能接也"，"瘀去新骨生则合矣"（《疡医大全·卷三十六·跌打部》）。至此，祛瘀接骨说的内容已十分完整。

二、用药特色

在祛瘀接骨理论的指导下，古代医家治伤用药颇具特色。

1.治血不废理气

古代医家治伤时虽将祛瘀活血立为第一大法，但亦很重视理气。明·方隅认为"血者依附气之所行也，气行则血行，气止则血止"，把瘀血的形成看成"血离其气"所致，提出"治血之症，必先治气可也"（《医林绳墨·卷三》）。折伤成瘀，单以气治，固然难收全功，但如果祛瘀与行气药合用，则其效陡增，蔺道人所创整骨药、地鳖紫金丹、七厘散、少林十三味总方等著名方药，就是活血与行气药有机结合的范例。自李东垣"恶血必归于肝"理论问世后，柴胡、木香、香附、枳壳、青皮、陈皮等走肝经的理气药便得到广泛的应用；而那些集活血行气之功于一身的药物，如延胡索、郁金、川芎、降香、姜黄、三棱等，更是受到医家们的青睐。另外，活血不废理气还表现在折伤后失血暴甚欲脱的急救上。此时，当以独参汤大补元气为先，力挽狂澜，不可拘泥于折伤治瘀之说。

2. 寒温并用

伤药多热性，若滥用难免其害；血见寒则凝，但凉药用之得当，则能相反相成。寒温兼施，既可监制伤药的温燥之性，防止瘀血郁而化热，又能增强祛瘀活血之力。《伤科汇纂》载两例验案：一是用烧酒调雄黄涂患处（杖伤），未三日，赤消肿退而愈；一是用花椒末与红砂糖熬膏贴骨折处（拇指粉碎性骨折），旬日而愈（卷六·治验）。胡廷光在第一例案后阐释道："盖烧酒性热，散瘀而消肿，雄黄性寒，破血而败毒，阴阳调剂，瘀行血活，故愈之速也。"胡氏还指出，用大黄等寒凉逐瘀药治腹停瘀血之证，往往反增胸满喘促；若少佐肉桂、木香则能下恶血，"因寒药凝滞不行，得辛温而血自行耳"（卷六·秘结）。寒温并用之功由此可见一斑。

3. 攻补结合

在应用祛瘀接骨药时应根据骨折时间长短、患者体质的不同而有攻补之别。临床常见的方法是骨折的早、中、后三期分治法，这是从王好古"病之初期用药应猛峻，中期用药应宽猛相济，末期用药应养正"理论发展而来的。选药时，除把祛瘀接骨药分成破血、活血、和血三类外，还应适当配伍。如早期配攻下、清热药，中后期配补益气血、肝肾及舒筋活络药；同时，审查患者体质，视其气血阴阳之盛衰，属寒属热之体质的不同，或补其虚，或泻其盛。古代医家的经验告诉我们，对骨折早期的患者，应攻养结合。对骨折后期的患者，亦不能尽情施补，对瘀血日久入络，经久不去者，须补中有行，方能奏效。

4. 内外兼施

在治伤理论的萌芽阶段，医家多用外治法治伤。后来，随着医学水平的提高，用药知识逐趋丰富，内治法占了主导地位。但医家们并未因此而遗弃外治法，相反，多采用内外兼施的方法以治伤，外治方法、外治理论也有新的发展。《医宗金鉴·正骨心法要旨》中说："出血不多亦无瘀血者，以外治之法治之。"外治方法和药物很多，常用的方法有敷贴（软膏、膏药和药粉等）、擦药（药水、擦剂）、熏洗（用药物煎汤趁热熏洗患部）、热熨（坎离砂等）、酒醋疗法等。外治法不但能活血通络、消肿止痛、祛瘀接骨，其中膏药对骨折还有一定的固定作用。汤药熏洗在骨折中后期可帮助受伤关节恢复功能，其舒筋通络的作用比内服药更有效。吴师机谓："外治之理，即内治之理，外治之药，即内治之药，所异者法耳。"外治方的组成亦遵循内服药的处方原则，所不同的是外治方中常常使用力宏功专但毒性大、不能内服的药物，能取其效而不受其害。内服外用并施，相辅相成，疗效倍增。

【小结】

1. 祛瘀接骨说形成的基础是古代医家对折伤病机的认识——瘀血内滞是折伤的主要病机，其主要内容是瘀去新生骨接。在祛瘀接骨理论的指导下，古代医家积累了丰富的治伤经验，充分体现了辨证论治特色，中医骨伤科悠久的历史验证了它的价值。顾利民和陈馥馨等分别通过对24部文献中361个接骨方剂和34部文献275个称为接骨丹的方剂进行统计分析后发现，其中以活血化瘀药应用最多。现代药理研究证明，许多活血化瘀药确有促进骨折愈合的作用，如丹参可使骨折部位骨痂形成提前，且更为致密。

2.《内经》"肾主骨"及杨清叟"肾实则骨有生气"（《外科集验·服药通变方第二》）的理论，是对祛瘀接骨说的补充，临床上对于病理性骨折、骨折延迟愈合（中医属先天不足、肾精亏损者）以及骨折后期肾亏明显者，在祛瘀接骨大法下，配合补肾填精之品，其疗效更为理想。

传统伤科学辨治特色探析

《医宗金鉴·正骨心法要旨》曰："今之正骨科，即古跌打损伤之证也。"正骨科又称伤科，自古属外科，《周礼·天官》载："疡医，下士八人，掌肿疡、溃疡、金疡、折疡之祝药劀杀之齐。"魏朝太医署设"折伤医"，附属于按摩科和疡科。元代太医院设"十三科"，其中有"正骨兼金镞科"，始与"疮肿科"区别开来。明初，太医院分"十三科"，"金镞""接骨"各居其一。清代太医院分"九科"，其中设"正骨科"。由于伤科疾病与内科疾病在病因、病状上有明显不同，伤科医与大方脉医在队伍构成、人员素质、社会地位及学术观点诸方面也不尽一致。因此，传统伤科学有其独特的辨治体系。

一、崇尚手法操作

伤折所致的骨折、脱骱，非手法无以复位，故伤科医治伤除应用药物外，特别重视手法操作。古代医家手法治伤的记载始于晋代，葛洪《肘后备急方》中记述了下颌关节脱位整复法及应用竹夹板局部外固定治疗骨折法。这里的手法是指狭义的整骨上骱手术。至唐代，蔺道人《仙授理伤续断秘方》的问世，奠定了手法治伤的基础。以后，历代伤科医都非常重视手法与治伤的关系。《医宗金鉴·正骨心法要旨》谓，"其痊可之迟速，及遗留生理残障与否，皆关乎手法之所施得宜，或失其宜，或未尽其法也"，"是则手法者，诚正骨之首务哉"，并对手法的运用提出了很高要求："故必素知其体相，识其部位，一旦临证，机触于外，巧生于内，手随心转，法从手出……法之所施，使患者不知其苦，方称为手法。"经过漫长的治伤实践，伤科医在接骨、上骱、理筋等手法方面积累了非常丰富的经验，如正骨八法、小夹板固定术、悬吊法整复脊柱骨折等，同时还形成了"动静结合""筋骨并重"等一系列正骨理论。传统正骨术在中医学中一枝独秀，直至今天仍显示出旺盛的生命力。

梁氏指出，古代医家重视大方脉，而忽视"术"（如外伤科术、针灸、按摩、推拿、气功术等）的研究，将它们斥为"小伎方术""左道旁门"，以为这是阻碍古代医学发展的重要因素之一。为此，作者提出中医传统的"理法方药"的观念，应改为"理法方药术"，值得人们重视。但我们亦应注意到，古代伤科医社会地位较低，儒而医者很少有从事伤科的，而从事伤科的也被视作"庸俗不通文理"之人，他们多为游走四方的铃医、出家的和尚、道士以及技击家，文化素质较低，他们靠的是师父或上辈的口授及大量的实践，他们对手法操作很熟练，但理论较欠缺，中医古籍汗牛充栋，"唯接骨上骱之书，虽散见于各籍，而零星记述，绝少成篇"（《伤科汇纂·自序》）。伤科医这一不足，也影响了他们正骨术的提高。

二、局部辨证与整体辨证的统一

八纲辨证、脏腑辨证是中医辨证的基础，为适应各种疾病的特殊性，医家们又创造了适用于伤寒的六经辨证，适用于温病的三焦、卫气营血辨证，在伤科领域，医家们则提出了"骨折三期"辨治法、分经论穴治伤法等。

伤科医遵循"伤在外而病必及内，其治之之法，亦必于经络脏腑间求之"（《杂病源流犀烛》）的理论，所创之辨证法，十分重视局部辨证与整体辨证的有机统一。如"骨折三期"辨治法，即充分反映了局部伤折导致全身气血变化的病理机制。骨折早期，局部肿痛明显，其病理特点是瘀重而正未伤，故以"攻法"为主；中期，局部肿痛渐减，瘀渐去而正亦伤，故以"和法"为主；后期，局部虽肿退痛止，但肌肉萎缩，筋骨痿软，瘀虽去则气血亦虚，故以"补法"为主。"骨折三期"辨治法体现了局部与整体兼顾的辨治精神。分穴治伤法把全身108穴分成36致命穴、72普通穴，揭示了36致命穴与人体重要脏器间的特殊关系，不但可因致伤部位不同而观其预后，还可分辨其轻重，按穴遣药。又如气血流注用药法，根据十二时气血流注经络之不同，把局部受伤与内在有关脏腑受损有机结合起来，具体揭示了"伤在外而病必及内"的内在联系。其他如对患者体质和兼证的重视，亦可窥伤科医治伤整体观之一斑。

由于伤科医在辨证时不重脉舌，《仙授理伤续断秘方》中所载40余首方的适应证中，无一提到脉舌，反而重视局部症状，如肿痛之轻重、受伤部位、是否畸形、功能如何等，因此，常被有些大方脉医讥讽为"不诊其脉候，专攻治外""甘当浅陋之名"（《外科精义》）。其实，绝大多数伤科患者，在折伤的早期，其脉舌往往与正常无二，不像温病、杂病患者脉舌变化较著而可作为诊断的重要依据。故此，上述指责实属偏颇。

三、药术并用，内外兼施

《仙授理伤续断秘方》记载的治伤步骤："一煎水洗，二相度损处，三拔伸，四或用刀入骨，五捺正，六用黑龙散通，七用风流散填疮，八夹缚，九服药，十再洗……"遇到骨折或脱骱的患者，伤科医生一般先予手法整复，然后用膏药外贴、夹板固定，除内服汤、散、丸、丹外，常辅以针灸、熏洗、膏摩等。其治疗方法之丰富，非内科医生单纯处方可比。另外，伤科医生还有一个特点，比较喜欢用丸、散、丹等成药。这一方面是成药携带、使用方便，对祖传或师授秘方可起到保密作用；另一方面，更重要的是伤科医生大多是自己采药、炮炙、制药，能够保证药物的质量。有时，即使给患者服用汤剂，他们也是亲自采药，亲自煎煮，使之最大限度地发挥疗效。伤科医生对止痛、止血、接骨等有独到的疗效，这是其中一个重要原因。

《神农本草经》谓："药性有宜丸者，宜散者，宜水煎者，宜酒渍者，亦有一物兼宜者，亦有不可入汤酒者，并随药性，不得违越。"扁鹊曰："疾之居腠理也，汤熨之所及也；在血脉，针石之所及也；在肠胃，酒醪之所及也。"指出各种治疗方法各有所宜。吴师机《理瀹骈文》则提出"外治之理即内治之理，外治之药亦即内治之药"，强调外治的重要性。徐灵胎评《临证指南医案》"肩臂背痛"曰"痛定于肩背，此着痹之类，必用外治之药，以攻之提之，煎药不能取效也"，也肯定了外治法。伤科医根据药物、剂型的不同特性以及折伤所致各种疾病的不同病情，药术并用，内外兼施，确为一条提高疗效的有效途径，这已在长期的治伤实践中得到了验证。可叹的是，有些坐堂的儒医不但不愿学习其精华，反而将走方医的这些宝贵经验视为"旁门小道"，使这些颇具特色的治疗方法得不到应有的重视和发展。

传统伤科学辨治特色，是在长期治伤实践经验上总结而成的，是符合伤科学特点、行之有效的辨治方法，我们应加以继承、提高。但由于古人解剖知识缺乏，没有 X 线摄片技术等原因，使古代手法正骨术无法进一步提高；又由于无法解决麻醉、止血、消毒等难题，手术正骨受到严重限制。今天，我们有一大批素质优良、立志献身于伤科事业的专业人员，有科学的研究方法，又拥有先进的手术、实验条件，完全有可能在前人的基础上，与时俱进，更上一层楼，创造出无愧于我们时代的伤科学辨治特色来。

古代医家正骨特色探要

古代医家在长期的治伤实践中，积累了丰富的正骨经验，创立了独特的正骨理论，并一直指导着今天的临床实践，为国内外医家所重视，探讨其正骨特色有重要意义。

一、无痛原则

古代医家正骨经验的第一要旨是无痛原则。《医宗金鉴·正骨心法要旨》谓:"法之所施,使患者不知其苦,方称为手法也。"《回回药方》也认为:"又凡骨损折并脱出,要扯或栓,皆须酌中,不令生一等疼。"其减轻术中疼痛的方法主要是使用麻药。《世医得效方》载:"骨节损折,肘臂、腰膝出臼蹉跌,须用法整顿归元,先用麻药与服,使不知痛,然后可用手。"常用麻药有草乌散,药物有猪牙皂角、木鳖子、紫金皮、白芷、半夏、乌药、川芎、杜当归、川乌、茴香、草乌、木香等。应用时,若服后麻不倒,可加曼陀罗花,用好酒调,少许与服。若其人如酒醉,即不可再加药。对老幼体质强弱不同者,则要求术者审度机宜为用,已倒便住药,切不可过量。也有药物调敷外用以麻醉者,如华佗外敷麻药神方。对麻药过量或术后未醒者,常用的解药是甘草水。第二是掌握整复时间,认为伤后整复越早,疼痛越轻。《永类钤方》认为,"凡伤重,其初麻而不痛,应拔伸捺正",强调整复越早越好。第三,手法运用时,要求术者"机触于外,巧生于内,手随心转,法从手出……虽在肉里,以手扪之,自悉其情"(《医宗金鉴·正骨心法要旨》),做到准、稳、软、狠,该重则重,该轻则轻,着力伤处,不及无辜,一次成功,切忌心中无底,盲目地反复整复。

二、手法因人

历代医家积累了丰富的正骨手法,而论述全面、精练,影响之大,当首推《医宗金鉴·正骨心法要旨》中提出的正骨八法，即"摸、接、端、提、推、拿、按、摩"。八法中包含了诊断与治疗两方面的内容。如"摸法"，即用手细细摸其所伤之处，或骨断、骨碎、骨歪、骨整、骨软、骨硬、筋强、筋柔、筋歪、筋正、筋断、筋走、筋粗、筋翻、筋寒、筋热以及表里虚实，并所患之新旧。治疗如"接"，相其形势，徐徐接之，断者复续，陷者复起，碎者复完，突者复平。纠正移位的具体手法有"端""提"。或手法，或器具，或手法、器具并用。其中很重要的一点就是"八法"中蕴含了筋骨并重的思想，对于骨未断而筋伤者，因气血郁滞，为肿为痛，宜用按摩法，按其经络，以通郁闭之气，摩其壅聚，以散瘀结之肿。骨伤后期，若肿痛已除，伤痕已愈，但筋急转摇不甚便利，或有筋纵而运动不甚自如，又或有骨节间微有错落不合缝者，是骨伤虽平而气血流行未畅，宜推拿以通经络气血。医家在临证时，更应灵活应变，因人而施。如《世医得效方》载背脊骨折整法："凡挫脊骨，不可用手整顿，须用软绳从脚吊起，坠下体直，其骨便自然归窠。未直则未归窠，须要坠下，待其骨直归窠。"又《永类钤方》载，治颈部骨折，用绳一茎，系在枋上垂下来，又以手巾一条兜缚颏下，系于后脑并缚接绳头，却以瓦罂一个五六寸高，斟酌高低，令患者端坐于其罂上，令伸脚坐定，医用手采捺平正，说话不觉间，以脚踢去罂子。如在左用手从左边掇出，在右则从右边掇出，别具妙思。古代医家还十分重视术后护理，如"凡束缚，夏两三日，冬五日或四日"，调整固定处。更重要的是提出了"动静结合"的观点。《仙授理伤续断秘方》谓固定后"宜时时运动，盖屈则得伸，得伸则不得屈，或屈或伸，时时为之方可。"《永类钤方》也强调"要时时曲转，使活处不强"。《普济方》在四肢骨折处理完后都注明"次伸舒手指，以后骨可如旧""常以伸舒演习如旧""后次演习行步"等，以示告诫。"动静结合"的观点在古代医家重视功能复位的治伤原则中发挥了重要作用，至今仍被骨伤科医师奉为准绳。

三、制器讲究

古代医家对制器亦十分讲究，如《医宗金鉴·正骨心法要旨》中说："爰因身体上下、正侧之象，制器以正之，用辅手法之所不逮，以冀分者复合，欹者复正，高者就其平，陷者升其位，则危证可转于安，重伤可就于轻。"其材料主要有杉木和竹，其他还有石榴木、柳木、桑皮、绢、白布、牛皮等。其形式最常用的是夹板，其他还有裹帘、振梃、披肩、攀索、通木、腰柱、竹帘、杉篱、抱膝等。不论材料及形式如何，其最重要的作用是发挥固定功能。但也有例外，如头部外伤骨未碎、筋未断者，可用振梃轻轻拍击足心，令五脏之气上下宣通，心神得安，但如果拍击足心，患者不觉痛，昏不知人，痰响如拽锯，身体僵硬，口溢涎沫，则为气血垂绝，可知预后差。又《世医得效方》载，用大竹管长尺余，钻一窍，系以绳，挂于腰间，平坐贴，举足�滚之，日日不间断，治伤后筋挛缩、不能屈伸有良效，该制器专用于帮助恢复功能。其他如夹板应用时加棉或纸缠令软，绍兴三六九伤科所用杉木皮、麻绳皆以童便浸泡等，更是不胜枚举。

四、药术并用

《医宗金鉴·正骨心法要旨》云，手法、器具"再施以药饵之功，更示以调养之善，则正骨之道全矣"。古代医家在治伤时常常药术并用。这里专指局部用药，常用的有洗药、膏、贴等。

《仙授理伤续断秘方》"医治整理补接次第口诀"中述:"一,煎水洗;二,相度损处;三,拔伸;四,或用力收入骨;五,捺正;六,用黑龙散通;七,用风流散填疮;八,夹缚;九,服药;十,再洗;十一,再用黑龙散通;十二,或再用风流散填疮口;十三,再夹缚;十四,仍用前服药治之。"书中明确将"煎水洗"列为正骨第一步骤。常用洗药有木朔翟、石楠叶、白芷、白杨皮、生葱、何首乌、土当归、荆芥、藁本、芍药,具体用法为煎汤候温,将洗损处,令净,用绢渗干疮口上为妙。贴药则是将药碾为末,每日用姜汁或冷开水、茶水调,摊纸上,于痛肿处贴之。洗药、贴、膏的主要功效是活血、祛瘀、消肿、止痛、接骨。有意思的是,《回回药方》记载了一首"软坚"方,用于医者接错了骨头须重接的患者。"凡人骨损折,因医时拴系以致偏了,今必打折再医治。先观损折处所生的物,如脆骨者甚坚实否。若甚紧实,先于其上用能软坚实肿的药,令其软如绵羊尾子,或尾子上皮或虎而麻(即万年枣也),或生芝麻油的脚皆可用,又炼过羊尾子油、匹西他仁、把耽仁、棉花子仁亦是一种软药得济的。若在水桶内坐,以温热水浇亦得济。"其内容值得我们进一步研究。

古代中医正骨器具初探

虽然中医正骨的历史源远流长,中医古籍汗牛充栋,但中医正骨专著并不多,许多有关正骨技术的文字资料散在于不同的医籍中。在这些资料中,论及药物治疗的多,阐述正骨手法的少,记载正骨器具的少之又少。这与从事正骨术者的文化素质有很大关系。古代内科医称为大方脉医，他们传统文化功底深厚，有儒医之称。伤科医多为行走江湖的铃医，或习武兼通医者，文化素质较低，社会地位也低，多以父子或师徒口授的形式相传承，所以流传至今的文字资料不多。我国第一部伤科专著是唐代蔺道人的《仙授理伤续断秘方》，它总结骨折的治疗原则为正确复位、夹板固定、功能锻炼、药物治疗直至骨折愈合。最早记载竹夹板固定治疗骨折的是晋代葛洪的《肘后备急方》。首次明确记录木夹板并附有图形者，为《伤科补要》。论述正骨器具最全面、最权威、影响最大的当推清代吴谦等人编撰的《医宗金鉴·正骨心法要旨》。该书记载了裹帘、振梃、披肩、攀索、叠砖、通木、腰柱、竹帘、杉篱、抱膝10种专用器具，详细记载了其使用方法及作用，且图文并茂，之后的著作均以其为范本。这一方面是因为该书由政府组织编撰，权威性不容置疑；另一方面该书的学术水平也是公认的。胡廷光的《伤科汇纂》、钱秀昌的《伤科补要》几乎是全搬了该书的内容，再参以自己的经验总结而成。今笔者对古代中医正骨器具的材料、形式、使用方法及作用、柳枝接骨等做一初探。

一、材料与形式

正骨器具的发明，来源于生活。《伤科汇纂·腰柱》载："至接骨一道，用手法外，复用器具，盖有意会之处。阅《明史》内载，有谏臣某，因事迕奏忤上，致廷讯时，上令武士，用金瓜锤责其遍体，甚至肋骨击断其二；复令下狱，身加梃棍脚镣，手铐刑具，严行监固。梃棍者，较人之长短，以木为之，上锁于颈，下链于踝，中系于手而及于腰，使囚不能弯曲转侧活动。后上悟，怜其苦谏，释之，肋骨俱已接续，未始非梃棍铐镣之益也。梃棍与通木相似，镣铐与扎缚相同，击断者复接续，是以不医医之。今之用器具，殆即此遗意欤？"古代医家所用正骨器具的材料与形式，可概括为就地取材，随体造形，这是由当时的生产力水平决定的。材料有木板、树皮（如杉皮、桑皮、黄柏皮等）、柳枝、竹、牛皮、布、绢、苎麻等。器具的造型有披肩、通木、腰柱、抱膝等，适宜骨折部位的特殊形状。《伤科补要》中的抱膝圈，对《医宗金鉴·正骨心法要旨》中描述的抱膝圈做了改良，去除其"四只脚"，改用布条结扎，更适宜临床。对于关节处的固定，《伤科汇纂·器具总论·杉篱》记载："杉木皮挖空，用纸粘裹，可缚手肘手腕，使其能转能伸，能屈能曲，此夹扎中之活法也。"由于各人的经验不同，古代也有用童便浸木板或竹板，或以药涂夹板，或以艾绒做衫垫，以提高疗效者。除了上述介绍的特殊器具外，古人还随时随地借用身边的器物，作为工具。如整复肩关节脱位时用椅子（椅背法）、竹杠（竹杠法）等，不一而论。近代中医正骨名家刘寿山在前人的经验之上，将固定用具分为木制、纸制用具两种，于临床更为适宜。天津医院根据解剖学、生物力学原理而试制的小夹板及压垫，在临床应用取得了极大成功。1964年，国家科学技术委员会组织全国中西医骨科专家，对其5400余例骨折患者治疗结果进行科学鉴定，给予充分肯定，并在临床广泛推广。

二、作用与用法

《医宗金鉴·正骨心法要旨·外治法》说："跌仆损伤，虽用手法调治，恐未尽得其宜，以致有治如未治之苦，则未可云医理之周详也。爰因身体上下、正侧之象，制器以正之，用辅手法之所不逮，以冀分者复合，欹者复正，高者就其平，陷者升其位，则危证可转于安，重伤可就于轻。再施以药饵之功，更示以调养之善，则正骨之道全矣。"器具的功用其一是固定作用，保持手法整复后的位置，使之不再移位。《医宗金鉴·正骨心法要旨·外治法》曰："凡肢体有断处，先用手法安置讫，然后用布缠之，复以竹帘围于布外，紧扎之，使骨缝无参差走作之患。"其二是康复作用。元代危亦林《世医得效方·正骨兼金镞科·舒筋法》载："舒筋法治破伤后，筋挛缩不能伸，他病筋缩亦可。用大竹管长尺余，钻一窍，系以绳，挂于腰间……勿计工程，久当有效。"此可谓康复器具之滥觞。其三是特殊作用。《医宗金鉴·正骨心法要旨·外治法》"振梃"中说："盖受伤之处，气血凝结，疼痛肿硬，用此梃微微振击其上下四旁，使气血流通，得以四散，则疼痛渐减，肿硬渐消也。"又说："凡头被伤，而骨未碎，筋未断，虽瘀聚肿痛者，皆为可治。先以手法端提颈、项、筋骨，再用布缠头二三层令紧，再以振梃轻轻拍击足心，令五脏之气上下宣通，瘀血开散，则不奔心，亦不呕呃，而心神安矣。若已缠头，拍击足心，竟不觉疼，昏不知人，痰响如拽锯，身体僵硬，口溢涎沫，乃气血垂绝也，不治。"不同器具的用法，《医宗金鉴·正骨心法要旨》都有明确交代。其要点：一是"长短阔狭，量病势用之"（《医宗金鉴·正骨心法要旨·外治法》），过长、过短、过阔、过狭都不宜，"夹缚要平正方是"（《理伤续断秘方》）。二是固定调节时间，如"凡夹缚，夏三两日，冬五三日解开"（《理伤续断秘方》）。三是宽紧适宜，如"再将其胸以竹帘围裹，用宽带八条紧紧缚之，勿令窒碍"（《医宗金鉴·正骨心法要旨·外治法》），固定过松达不到目的，过紧则反致害。四是重视衬垫柔软之物，"凡用此木（指通木），先以棉絮软帛贴身垫之，免致疼痛"（《医宗金鉴·正骨心法要旨·外治法》）。用熟牛皮做的披肩，

理伤续断一得录

固定时先用棉花贴身垫好，腰柱固定时用蕲艾做薄褥以为衬垫之用。

三、柳枝接骨

柳枝接骨在正骨史上是一个聚讼纷纭的话题。它最早见于钱秀昌《伤科补要》苏昌阿撰的序言："吾闻古医者，解颅理脑，破腹涮肠，后世不可复得，而余亲见折足者，医断其骨而齐之，中接以杨木，卧百日耳，步履不爽。"苏氏作序时间为清嘉庆己巳季春（1809年）。20世纪50年代末至60年代初，也曾有柳枝接骨的报道，而以刘达夫老中医较为出名。当时除了柳枝接骨外，尚有柳枝植骨的报道，其后则鲜有报道。笔者认为，若有人以"柳枝接骨"为题做一专门研究，即使最后结论是否定的，也是有意义的。

古人由于受到解剖学、生物力学、材料结构学及影像技术、制造技术等限制，正骨器具无论从材质还是设计诸方面，都无法与当今相比，但在当时的历史条件下，能发明这些正骨专用器具，已是难能可贵了。对于古人的经验，我们不能用"拿来主义"，而应取其意，师其法，灵活应用。

首先，廉便验特色要弘扬。在取得同样效果的前提下，方法越简单，治疗成本越低，患者治疗期间所受的限制越少。古人使用的固定器具虽然很简单，但临床疗效确凿，当然其有一定的适应证。因此，我们要总结古人的经验，概括出几种特效病种在临床推广。目前临床上手术指征盲目扩大化的倾向，应引起重视。

其次，要开展机理研究。熟牛皮固定肩部骨折，作用确实，患者感觉轻便，固定时间较长，值得推广。今人也有用其固定腕舟状骨折者，较进口石膏，患者更乐意接受。用振梃击足心，用于脑部受伤昏迷急救，效果类似心跳骤停用拳击心前区急救、昏迷掐人中。用中医理论来解释，足底为诸经交会处，击之令五脏之气上下宣通，瘀血开散不奔心，则心神安矣。若能对牛皮的固定作用及振梃的醒脑作用机理用现代理论明确阐释，功莫大焉。

参考文献

理伤续断一得录

张景岳五脏同补学说及其康复思想

张景岳（1562—1642），名介宾，字会卿，祖籍四川绵竹，明初祖上以军功世授绍兴卫指挥使，始迁居会稽（今浙江绍兴）。其著有《类经》《景岳全书》《质疑录》等，理论与经验均擅胜场，时人比之仲景、东垣，为温补学派代表医家、越医魁首。

一、五脏同补学说

（一）五脏同补学说的渊源

景岳五脏同补学说源自《内经》的有关论述及其五行五藏的观点。《灵枢·天年》中说："黄帝曰：人之寿夭各不同，或夭寿，或卒死，或病久，愿闻其道。岐伯曰：五脏坚固，血脉和调，肌肉解利，皮肤致密，营卫之行，不失其常，故能长久。"又说："黄帝曰：其不能终寿而死者，何如？岐伯曰：其五脏皆不坚，使道不长，空外以张，喘息暴疾，又卑基墙，薄脉少血，其肉不石，数中风寒，血气虚，脉不通，真邪相攻，乱而相引，故中寿而尽也。"所谓五行五藏，是指五行中的任何一行生克互藏。《类经·运气·五行统论》曰："（五行者）第人知夫生之为生，而不知生中有克；知克之为克，而不知克中有用；知五之为五，而不知五者之中，五五二十五，而复有互藏之妙焉。"如土之互藏，木非土不长，火非土不荣，金非土不生，水非土不蓄。万物生成，无不赖土，而五行之中，一无土之不可也。景岳沿袭了五行五藏的观点，将五行与阴阳紧密结合起来，提出："五行即阴阳之质，阴阳即五行之气，气非质不力，质非气不行。"其将五行与五脏结合起来，即形成了五脏互藏理论。《景岳全书·卷四·脉神章》曰："所谓凡阳有五者，即五脏之阳也。凡五脏之气，必互相灌濡，故五脏之中，必各兼五气，此所谓二十五阳也。"同时又指出："有一脏之偏强，常致欺凌他脏者；有一脏之偏弱，每因受制多虞者。"为此，景岳提倡五脏同补，并创制了五脏同补的代表方——五福饮。古时"五福"有其特殊意义。《尚书·洪范》记载"五福"的内容："一曰寿，二曰富，三曰康宁，四曰攸（遵行）好德，五曰考终命（年老善终）。"汉代桓谭写过一篇《新论》，对"五福"做了微调，云："五福：寿，富，贵，安乐，子孙众多。"民间说法，"五福"指的是家中无患者，门外无讨债人，邻里无仇人，牢里无亲人，朝中无当官的人。五福饮由人参（补心）、熟地黄（补肾）、当归（补肝）、白术（补肺）、炙甘草（补脾）组成，主治五脏气血亏损，方后作者自谓："凡五脏气血亏损者，有此能兼治之，足称王道之最。"又说："凡治气血俱虚等证，以此为主。或宜温者，加姜、附；宜散者，加升麻、柴、葛，左右逢源，无不可也。"若气血俱虚，而心脾为甚者，前方加酸枣仁、远志（名七福饮）。人参补气补阳，熟地黄补精补阴（大补元煎注），白术补气，当归补血，甘草和中而调和诸药，本方五脏气血并补，阴阳互引，五脏同补，五福齐全。

（二）五脏同补学说的意义

景岳基于《内经》五行生克互藏、五脏互藏理论，提出五脏同补学说，对丰富中医理论贡献殊大，对指导临床具有重要意义。

1.丰富温补的理论内涵

张景岳温补理论的核心思想有二。其一是重阳不薄阴。根据《素问·生气通天论》中"阳气者若天与日，失其所，则折寿而不彰，故天运当以日光明""凡阴阳之要，阳密乃固"之说，张景岳谓："天之大宝，只此一丸红日；人之大宝，只此一息真阳。孰谓阳常有余，而欲以苦寒之物伐此阳气，欲保生者，可如是乎？"他认为人之阳气难得易失，既失难复。阳主生，阴主杀，故阳畏其衰，阴畏其盛，纠正朱丹溪"阳常有余"之说，提出"阴常不足""阳非有余"的观点。其二是治疗上重视温补，提出"虚实之治，大抵实能受寒，虚能受热，所以补必兼温，泻必兼凉"。他以补阴配阳、补阳配阴为大法，左归丸（饮）、右归丸（饮）为补阴以涵阳、补火以配水的代表方。综观五福饮组成，据景岳《本草正》所述：人参阳中微阴，气虚血虚俱能补；白术可升可降，阳中有阴，气中有血；当归可升可降，阴中有阳；熟地黄阴中有阳，专补肾中元气；甘草可升可降。本方通过五脏同补达到阴阳平衡的目的，充分体现了其"善补阳者，必于阴中求阳，则阳得阴助而生化无穷；善补阴者，必于阳中求阴，则阴得阳升而泉源不竭"之阴阳互引的精髓。五福饮与左归丸（饮）、右归丸（饮）的处方思路是一脉相承的，区别在于五福饮适用的人群五脏不足、阴阳俱虚但程度尚轻，左归丸（饮）、右归丸（饮）的适用人群则虚损程度较重，左归属阴虚、右归属阳虚更明显罢了。五脏同补学说丰富了温补理论。

2. 彰显中年求复的治未病观

景岳以国之中兴比喻人之中兴，认为"人于中年左右，当大为修理一番，则再振根基，尚余强半"，指出："祸始于微，危因于易，能预此者，谓之治未病，不能预此者，谓之治已病。知命者其谨于微而已矣。"又云："求复之道，其道何居？盖在天在人，总在元气，但使元气无伤，何虑衰败？"元气衰败的原因是五脏俱弱，所谓："常见今人之病，亦惟元气有伤，而后邪气得以犯之。故曰：邪之所凑，其气必虚。此客主相持之理，从可知矣。凡虚邪之辨，如情志之消索，神主于心也。治节之不行，气主于肺也。筋力之疲困，血主于肝也。精髓之耗减，骨主于肾也。四肢之软弱，肌肉主于脾也。损其一浅，犹肤腠也；损其二深，犹经络也；损其三四，则连及脏腑矣。当其微也，使不知徙薪牖户，则将为江河，将寻斧柯，恐无及于事矣。"五脏同补就是中年求复的好方法，五福饮就是补益元气的良方。

3. 体现五脏互藏的整体观

中医学认为，人之为病，一由正虚，一由邪侵。正虚有以一脏虚损为主者，邪侵有从一脏始发者，但五脏紧密相连，不能独顾一端。为此，景岳认为："凡五脏之气必互相灌濡，故五脏之中，必各兼五气。"又曰："有一脏之偏强，常致欺凌他脏者；有一脏之偏弱，每因受制多虞者。"中医治病的人，西医治人的病，中医重视的是人的整体。五福饮适用于骨关节退行性疾病、心血管疾病、内分泌疾病等慢性病以及肿瘤属五脏气血虚损者，适应疾病谱十分广泛，而五脏同补学说所体现的整体观，其意义更大。

（三）五福饮临床及实验研究

通过文献查新，目前临床上五福饮主要用于膝骨关节病、盘源性腰痛病等退行性疾病，咳嗽变异性哮喘及抗疲劳研究。实验研究方面有五福饮延缓肿瘤坏死因子 $-\alpha$ 诱导引起的大鼠软骨细胞凋亡，预防和治疗膝骨关节病、椎间盘退变等作用的机制研究，有关于五福饮口服液质量控制方法的研究，如：叶正从等选取符合纳入标准的膝骨关节炎（KOA）患者45例，予患者口服五福饮治疗6周，采用 Lequesne 总指数及症状积分量表对患者治疗前后膝关节功能及症状进行评价，结论是五福饮能降低膝关节 Lequesne 评分，提高临床疗效。沈兴潮等通过五福饮加减治疗盘源性腰痛临床观察，结果显示五福饮加减可有效改善盘源性腰痛患者的腰部疼痛症状，改善腰椎活动功能，效果优于口服塞来昔布胶囊，而且具有较高安全性。许杨等用五福饮加减治疗腰椎间盘突出症术后残留疼痛，西药组给予甲钴胺片口服，中药组给予五福饮加减治疗，结果显示两组患者VAS 和 ODI 评分均较治疗前降低，且中药组低于西药组。冯美等在西医常规治疗咳嗽变异性哮喘的基础上，加用加味五福饮，通过观察两组临床疗效、咳嗽症状积分、肺功能、不良反应及复发率，结果显示治疗组较对照组疗效显著，复发率低。庞浩等通过对柔道运动员血清睾酮、皮质醇、肌酸激酶、尿素氮等指标的观察，证实五福饮具有明显的抗运动性疲劳作用。汪灿锋等研究提示五福饮能延缓肿瘤坏死因子 $-\alpha$ 诱导引起的大鼠软骨细胞凋亡，其机制可能与抑制基质金属蛋白酶 -3（matrix metalloproteinase-3，MMP-3）、基质金属蛋白酶 -9（matrix metalloproteinase-9，MMP-9）、基质金属蛋白酶-13（matrix metalloproteinase-13，MMP-13）等基质金属蛋白酶表达相关。王敏龙等研究结果显示五福饮颗粒剂有预防和治疗 KOA 的作用，预防作用机制可能与其降低 KOA 大鼠血清和关节液中白细胞介素-1β（interleukin-1β，IL-1β）和白细胞介素-6（interleukin-6，IL-6）含量，减少炎性反应，提高软骨细胞分泌骨形态发生蛋白-2（bone morphogenetic protein，BMP-2），促进关节软骨合成蛋白多糖（proteoglycan，PG）有关，治疗作用机制可能与降低 KOA 模型大鼠血清和关节液 IL-1β、IL-6 含量，上调关节软骨骨形态发生蛋白-2（bone morphogenetic protein，BMP-2）表达有关。夏炳江等研究提示五福饮可防治椎间盘退变，提高聚集蛋白聚糖与 II 型胶原表达可能是其作用机制，可缓解大鼠尾部椎间盘组织退变，恢复椎间隙相对高度，其作用机制可能与其能下调椎间盘组织中 β- 连环蛋白（β-catenin）和解聚蛋白样金属蛋白酶-5（a disintegrin-like and metalloproteinase with thrombospondin type I motifs，ADAMTS-5）的表达有关。张红玉等研究提示五福饮对抗肿瘤化疗药环磷酰胺（cytoxan，CTX）、5- 氟尿嘧啶（5-fluorouracil，5-FU）、盐酸阿霉素（adriamycin hydrochloride，ADM）有增效解毒作用，对 S_{180} 移植瘤的抑制作用不显著，但可增强荷 S_{180} 移植瘤小鼠的免疫功能。李季文等通过对五福饮方中人参和当归中的人参皂苷 Re 和阿魏酸采用高压液相色谱法（high-performance liquid chromatography，HPLC）进行含量测定，并分别对熟地黄、当归进行薄层鉴别，以建立五福饮口服液的质量标准。

抉古探幽

参考文献

二、康复医学思想及学术成就

张景岳认为，金元以来，刘守真立诸病皆属于火之论，朱丹溪创阳有余阴不足之说，后人拘执其说，不辨虚实，寒凉攻伐，动辄贻患，所以力倡人之生气以阳为主，且难得易失，故以温补为宗旨，遂成一家之言。后人于此阐发已深，而其博大的康复医学思想及学术成就却鲜有人论及。

（一）中年求复的预防观

景岳中年求复的预防观有两层意思。其一，他认为"人于中年左右，当大为修理一番，则再振根基，尚余强半"（《景岳全书·卷之一入集·传忠录》"中兴论"）。中年是人体由盛而衰的转折时期，《素问·阴阳应象大论》曰："年四十而阴气自半也，起居衰矣。"唐代孙思邈在《备急千金要方》中说："四十以上，即顿觉气力一时衰退；衰退既至，众病蜂起，久而不治，遂至不救。"景岳以国运中兴做比喻，认为"国运皆有中兴，人道岂无再振"（"中兴论"）。中年求复，可使"老者复壮，壮者益治"（《素问·阴阳应象大论》）。他认为不能在衰老之后再重保养。中年求复之理易明，如何"复"是关键。景岳自谓"敢云心得，历验已多，是固然矣"（"中兴论"）。其心得在于振元气。"求复之道，其道何居？盖在天在人，总在元气，但使元气无伤，何虑衰败"（"中兴论"）。元气即人体生命活动的原动力，但元气是无形的，是通过人的形体反映出来的，如面色红润、精神光泽、形体结实、行动灵活等体征，即是元气充足的征象。而形体又是以精血为基础的，"故凡欲治病者，必以形体为主；欲治形者，必以精血为先。此实医家之大门路也。使能知此，则变化可以无方，神明自有莫测"（"治形论"）。景岳认为补精血最好的办法是药饵，"然用此之法，无逾药饵"（同上）。在他的"新方八阵"中，有大补元煎、左归饮、三阴煎、两仪膏等著名方剂，常用药物有熟地黄、萸肉、菟丝子、枸杞子、人参、当归等。这些方剂为历代医家所喜用，并延至今日。景岳因擅用熟地黄，故有"张熟地"之美誉。

其二，重视后天人能胜天的作用。景岳对先天（指禀赋、遗传）、后天（指后天的调摄）与健康长寿的关系进行分析，认为"两天俱得其全者，耆艾无疑也；先后俱失其守者，夭促弗卜也。若以人之作用言，则先天之强者不可恃，恃则并失其强矣；后天之弱者当知慎，慎则人能胜天矣"（"先后天论"），特别重视后天的人为作用。"残损有因，惟人自作，是即所谓后天也。然而所丧由人，而挽回之道，有不仍由人者乎？且此非逆天以强求，亦不过复吾之固有。"（"中兴论"）其思想源于《易》理，"所以《易》重来复，正为此也"（"中兴论"）。对于"慎"的具体方法，景岳曰："所谓慎者，慎情志可以保心神，慎寒暑可以保肺气，慎酒色可以保肝肾，慎劳倦饮食可以保脾胃。惟乐可以养生，欲乐者，莫如为善；惟福可以保生，祈福者切勿欺天。但使表里无亏，则邪疾何由而犯，而两天之权不在我乎？"（"中兴论"）景岳人能胜天的观点对于现代康复医学之本义大有启迪。陈可冀等人的研究表明，心血管疾病的发生与先天遗传、发病年龄等因素有一定关系，后天主动、合适的动静调摄对心血管健康作用更大。

（二）五脏同补的整体观

景岳五脏同补的整体观源自《内经》的有关论述及其五行五藏的观点，并在此基础上创制了五脏同补的代表方——五福饮，主治五脏气血亏损。景岳五行互藏、五脏互藏的观点，对丰富中医理论贡献殊大，五脏同补理论揭示了五脏五藏之深意，对确立康复医学治则治法具有重要的指导意义。

（三）阴阳互引的辨证观

阴阳学说是中医理论的根基，景岳尝曰："凡诊病施治，必须先审阴阳，乃为医道之纲领。阴阳无谬，治焉有差？医道虽繁，而可以一言蔽之者，曰阴阳而已。"（"阴阳篇"）其阴阳互引的辨证观包含三方面内容。其一是重视先后天阴阳互引。景岳认为人体当分先后天阴阳。气血、脏腑、寒热，为后天有形之阴阳，盛衰昭著，体认无难；元阴元阳为先天无形之阴阳，曰元精、元气，变幻倏忽，挽回非易。元精元气者，即化生精气之元神，生气通天，唯赖乎此。当时弊病是"今之人，多以后天劳欲戕及先天；今之医，只知有形邪气，不知无形元气"（"阴阳篇"）。此语亦当为今日医家、病家共诫，病者当重视后天养先天，医者当重视无形之阴阳。

其二，制方用药擅长阴阳互引。景岳从《内经》阴阳互根的道理中悟出，"阴根于阳，阳根于阴。凡病有不可正治者，当从阳以引阴，从阴以引阳，各求其属而衰之。如求汗于血，生气于精，从阳引阴也；又如引火归原，纳气归肾，从阴引阳也。此即水中取火、火中取水之义"（"阴阳篇"）。他提出"善补阳者，必于阴中求阳，则阳得阴助，而生化无穷；善补阴者，必于阳中求阴，则阴得阳升，而泉源不竭"（"新方八阵"）。其创制的左归丸、右归丸，以育阴涵阳和扶阳配阴为组方宗旨，方中去"三泻"（茯苓、牡丹皮、泽泻），重用血肉有情之品，以调补奇经，充髓填精，深得水火既济之妙。又如列于散阵的大温中饮（熟地黄、冬白术、当归、人参、甘草、柴胡、麻黄、肉桂、干姜），用熟地黄、当归配散剂，即是"求汗于血"。景岳在方后还颇为自得地说：尝见伤寒之治，惟仲景能知温散，如麻黄桂枝等汤是也；亦知补气而散，如小柴胡之属是也；至若阳根于阴，汗化于液，从补血而散，而云腾致雨之妙，则仲景犹所未及。故予制此方乃邪从营解第一义也。列于补阵专治"劳倦伤阴，精不化气"的补阴益气煎（人参、当归、山药、熟地黄、陈皮、甘草、升麻、柴胡），用人参配熟地黄即是"生气于精"。列于热阵的镇阴煎（熟地黄、牛膝、炙甘草、泽泻、肉桂、附子），治疗阴虚于下、格阳于上之证，用熟地黄配附、桂，即是"引火归原"。列于补阵的贞元饮（熟地黄、当归、炙甘草），专治元海无根、肝肾亏损所致的气短似喘、呼吸促急、提不能升、咽不能降，用熟地黄配当归，即是"纳气归肾"。景岳此举，后贤每多效法。吴澄《不居集》曰："有血虚不能托邪外出者，宜大温中饮。此托补之大法，万世不易之理。凡禀质薄弱者速用此法，自有云腾致雨之妙。"

其三，景岳又谓："以精气分阴阳，则阴阳不可离；以寒热分阴阳，则阴阳不可混，此又阴阳邪正之离合也。"（"新方八阵"）在治疗疾病的寒热虚实上，景岳制方时泾渭分明，如胃关煎、抑扶煎，虽都用于治泻痢，但抑扶煎用干姜、吴茱萸、乌药直祛寒邪以抑阴为先，治泻痢之属寒实者，而胃关煎用熟地黄、山药配干姜、吴茱萸以益肾温脾，专为虚寒泻痢而设。景岳还特别告诫，抑扶煎"此胃关煎表里药也，宜察虚实用之"。又如金水六君煎、苓术二陈煎，同为治痰之方，但前者以熟地黄、当归加二陈，重在补精生气以治痰，后者用干姜配二陈、猪苓，直接温化水饮。

掌握了景岳的阴阳互引辨证观，临证时方能纲举目张、左右逢源。

（四）灸药并重的简验观

灸法适应证广泛，具有简、便、廉、验的特点，至今仍深受百姓欢迎。灸法为古代铃医所常用，景岳为大儒医，不以其简陋而弃之，且颇有心得。《类经图翼》中辑录了明代以前的数百首灸法验方，涉及内、外、妇、儿各科病症；《景岳全书·杂证谟》中有20类章节提到针灸疗法，其中5类为针法，15类为灸疗。景岳重视灸法主要表现在以下几个方面。

其一，他认为艾灸的温阳作用很突出，与他提出的人体"阳非有余"的观点很相宜。如在《类经图翼·卷四·经络二》"针灸诸则"中说"凡诸病之作……针以开导之，灸以温暖之"；在《类经图翼·卷十一·针灸要览》"诸证灸法要穴"中提出，"凡用灸者，所以散寒邪，除阴毒，开郁破滞，助气回阳，火力若到，功非浅鲜"；在《类经图翼·卷七·经络五》"足太阳膀胱经穴"中提出，"膏肓俞……此穴灸后，令人阳气日盛……则诸病无所不治"。

其二，他认为治疗某些疾病，灸胜于针药，如中风后遗症、产后手足厥逆等。在《类经图翼·卷十一·针灸要览》"诸证灸法要穴"中引罗天益之说："中风服药，只可扶持，要收全功，艾火为良。"在《类经图翼·卷八·经络六》"足少阳胆经穴"论述肩井穴时说："若妇人难产坠胎后手足厥逆，针之立愈，若灸更胜。"

其三，灸法的防病作用确凿。张景岳在《类经图翼》中论述了诸经穴位，如：足三里，"凡一切病，皆灸三里三壮，每日常灸，气下乃止"；风门穴，"能泻一身之热气，常灸，可永无痈疽疮疥之患"；神阙穴，"行隔盐灸，若灸之三五百壮，不唯愈疾，亦且延年"。

明代多为药条灸，如太乙神针、雷火神针等，景岳对此亦有所创新。《类经图翼》中还附有经络针灸图79幅，附歌、赋各42首，"针灸诸赋"1首，有助于其推广应用，《医宗金鉴》中许多类似内容即源于此。尽管灸法易行有效，景岳仍重视灸法的禁忌证。《类经图翼·卷四·经络二》"禁灸穴歌"指出47穴禁灸，在卷六至卷十一中40余次提到禁灸、不宜灸的腧穴及疾病，并说明可导致的后果，如"天府……禁灸，灸之令人气逆"，17次提到孕妇禁灸的穴位，其心可鉴。

【小结】

陈立典等人提出"整体康复与辨证康复的思想，内治与外治相结合的综合康复措施，治未病及养治结合的理念，是中国康复医学的特色，也是优势"，为达到基本建设覆盖全生命周期、内涵丰富、结构合理的健康服务体系的目标，从古代医家经验中吸取养料，是我们的重要任务，也是得天独厚的有利条件。当代医学工作者通过现代医学研究方法，对中医传统康复理论及古今医家名方名术做了深入探索，并取得了可喜成就。如刘献祥等对独活寄生汤防治骨关节病的疗效及机理研究、陈可冀治疗骨性关节炎学术思想及经验研究、姚新苗等从以筋为主的视角认识现代脊柱康复医学研究等。张景岳无愧为古代医家的杰出代表，其康复医学思想值得进一步深入研究；其创制的五福饮、左归丸、右归丸等名方，值得进一步挖掘和开发。中国康复医学老树开新花之路，我们将继续努力。

参考文献

骨折患者的调养

骨折治疗中，除手法、药物外，骨折患者的调养亦十分重要。古代医学家对此早有认识，《医宗金鉴·正骨心法要旨》有"跌仆损伤，虽用手法调治，恐未尽得其宜，以致有治如未治之苦，则未可云医理之周详也。爰因身体上下、正侧之象，制器以正之，用辅手法之所不逮……再施以药饵之功，更示以调养之善，则正骨之道全矣"，明确将"调养"列入"正骨之道"。目前，临床上不少医生在手法、药物上下功夫，往往忽视"调养"这一法，以致常常功亏一篑，达不到应有的疗效。笔者参阅前人论述，结合自己实践体会，认为骨折患者的调养应注意以下方面。

一、避风寒

古代医家认为，折伤患者，尤其是有伤口的患者，首先应避风寒，不然易致破伤风。《外台秘要》谓："《肘后》疗凡脱折折骨，诸疮肿者，慎不可当风卧湿及多自扇，若中风则发痉口噤，杀人。"若皮伤者，更宜如此。《仙授理伤续断秘方·医治整理补接次第口诀》："凡脑骨伤碎，……若破，用风流散填疮口，绢片包之，不可见风着水，恐成破伤风。"同时，书中还认为损久瘀血不退，为瘀血与风冷相搏，郁久不散所致。《诸病源候论·卷之三十六·腕伤病诸候》"被损久瘀血候"中说："此为被损伤，仍为风冷搏，故令血瘀结在内，久不瘥也。"避风寒的具体作法,《普济方·损伤门·总论》载,除不可当卧湿外,"凡缠缚之际,要于密室无风之所,勿使风入疮口"。《太平圣惠方·治一切伤折淋熨诸方》"顽荆散方"注用法云:"通手淋熨痛处,冷即再换,淋熨了,宜避风,暖盖。"笔者认为,骨折初期,患者大多伴有瘀血吸收热,但一般体温都在 37.4~37.8℃,而这时若再外感风寒,极易导致高热。对于开放性骨折,见风着水也是继发感染的一个重要诱因。患肢的保暖对促进局部血液循环的改善十分重要,特别是在冬天,患肢由于保暖不好,致使瘀血日久不消者并不少见。也有在热敷、热熨、熏洗等治疗后,由于医生没有向患者交代清楚需适当保暖患肢,常致疗效不显著者。

二、慎饮食

龚廷贤在《万病回春·万金一统述》中说:"节戒饮食者,却病之良方也。调理脾胃者,医中之王道也。"对骨折患者的忌口,《仙授理伤续断秘方》认为,"凡服损药,不可吃冷物,鱼、牛肉极冷,尤不可吃,若吃牛肉,痛不可治";《外台秘要》指出,应"忌海藻、菘菜、生菜、生葱、猪肉、冷水";《伤科大成》谓应"忌食鸡、鹅、醋、蛋、牛、羊、肉、笋、面、煎炒发物";《备急千金要方》提出"多食酸碱,饮酒热羹、臛辈"于骨折愈合不利,忌口时间为"出百日半年乃可复常"。对于特殊患者,其饮食亦有特殊的要求。《诸病源候论》谓:"肠但出不断者……二十余日,稍作强糜食之,百日后乃可进饭耳。饱食者,令人肠痛决漏,常眼钱屑散。"《伤科补要》"唇口玉堂伤"指出:"如饮食难进,以柿霜、玉露霜、牛奶或奶油,或粉粥、面粥等物,以凉润将息得法,可愈。"《备急千金要方》又告诫说:"凡金疮出血,其人必渴,当忍之,啖燥食并肥腻之物以止渴,慎勿咸食。若多饮粥及浆,犯即血动溢出杀人。"笔者的观点:骨折初期,患者胃纳一般均较差,又多伴发热,此时应适当忌口,并以食粥为主,以利于患者吸收消化,这对腰椎骨折、肋骨骨折以及发热患者尤为适宜;至第3周,患者胃纳已复,应鼓励其多吃营养丰富的食品,增加人体营养,促进骨折愈合,不必为忌口所拘。

三、适情感

调适情感,在内科疾病的治疗中,医患均认为十分重要,而在伤科临床中却常被忽视。胡廷光对此有精辟论述:"外遇跌扑诸伤之异,内有七情兼损之殊,更宜体究;若不条分缕析,稍存疑之见,措手殊难。如登高堕下,其人必惊,惊则气陷;争斗相打,其人必怒,怒则气逆;戏耍跌扑,其气必散;极刑鞭扑,其气必结。"(《伤科汇纂·损伤总论》)因此,《备急千金要方》指出,骨折患者应"忌慎怒、大言笑、思想"。《伤科大成》中说得更具体,"一忌恼怒,二忌喜笑,三忌大言,四忌劳力,五忌妄想"。对头部损伤的患者来说,适情志尤为重要。《普济方·头伤脑髓出》说:"凡脑为物所击,伤破而髓骨出者,制药宜速……调养营卫,宜定精神,庶几可活。"情志能影响人体健康,这已为古今医家之共识。骨折患者大多忧虑,担心自己是否会带疾,总是埋怨骨折愈合太慢,而这不利于骨折愈合。为此,医生应开导患者,使他们对自己的疾病有一个正确的认识,保持乐观、舒畅的心情,积极配合医生的治疗,争取早日康复。

四、节房事

《诸病源候论·金疮病诸候》谓:"夫金疮,多伤经络,去血损气,其疮未瘥,则血气尚虚,若因而房室,致情意感动,阴阳发泄,惊触于疮,故血汁重出。"《内经》云:"肾主骨生髓。"肾气充足与否,可直接影响患者骨折愈合的快慢。在骨折的中后期,有些患者不节制房事,常成为骨折延迟愈合,甚至不愈合的重要因素。因此,节房事有利于骨折愈合。

五、巧服药

《江氏伤科学》主张"其药必要热服"。《仙授理伤续断秘方》提出:"损在上食后服,在下空心服,伤重不拘。"笔者以为:有胃病的患者,或对胃刺激较重的药物,可在食后服,或先进食糕点,然后服药,以减少药物对胃的刺激;药入即吐者,可在服药前先喝少量酱油,或口嚼生姜片以止吐;大便不通服用番泻叶者,一定要泡服并趁热一口气喝下,若分几次冷服,其效不佳。

六、勤锻炼

欲保持骨折不移,需要有效固定;要促进患肢功能早日恢复,则需要尽早活动。如何处理这一对矛盾?古代医家从"动静结合"高度概括之,在保持有效固定的前提下,提倡积极的功能锻炼。《诸病源候论·腕伤病诸候》中说:"夫腕伤重者,为断皮肉、骨髓、伤筋脉,皆是卒然致损,故血气隔绝,不能周荣，所以须善系缚，按摩导引，令其血气复。"《救伤秘旨》谓："夫两手腕骨断……夹后不可时常兜挂项下，要时常屈伸。坐则令其舒于几案之上，或屈或伸。卧则令其舒于床席之间，时上时下。"古代医家还创造了许多行之有效的办法，《伤科汇纂·内证》载："按舒筋法，治破伤后，筋挛缩不能伸者，用大竹管长尺余，两头各钻一窍，系以绳，挂于腰间，一坐即举足衮挫之，勿计工程，久当有效。"其手法可谓简、便、验、廉。在中西医结合医家的共同努力下，现今已总结出了一套科学合理的功能锻炼方法，用于指导患者进行不懈的锻炼，常能取得较好疗效。

理伤续断一得录

（本文与刘献祥合作）

《神农本草经》"除痹"药物构成

《神农本草经》（简称《本经》）记载了大量朴实有效的中药，至今仍有重要的学术和临床价值。在《本经》收载的365种药物中，有相当一部分药物能够"除痹"。笔者以王子寿《神农本草经》为研究底本进行了探讨。其中，中品草部芍药条下含赤芍、白芍两药，下品草部乌头条下含川乌、草乌两药，共计77味药。根据其主治痹病的不同，又可分为风寒湿痹、热痹、阴痹、血痹、肉痹、周痹、痹气、诸痹、风湿、历节及其他等。喉痹、胃痹、内痹不属现代痹病的范畴，故不在此研究范围之列。笔者对这些"除痹"药物的三品分类、自然属性、药性特点、功效应用等进行分析，以部分揭示其分布和应用规律。

一、"除痹"药物在《本经》的分布

在《本经》75味具有"除痹"作用的药物中，上、中、下三品分别为38味、21味、16味，见表1。其三品分布规律与《本经》上品主养生延年、中品或养生或祛邪、下品主祛邪的思想一致；为数不少的上品药提示《本经》的"除痹"药物并非皆是祛实邪，也存在扶正祛邪、调和阴阳气血、调整脏腑功能的含义。

表1 《本经》除痹作用药物三品及自然属性分布

三品	草部	木部	谷部	玉石	虫鱼	禽部	兽部	果部	菜部	合计
上品	25	5	0	2	2	1	1	2	0	38
中品	14	5	1	1	0	0	0	0	0	21
下品	9	5	0	1	0	0	1	0	0	16
合计	48	15	1	4	2	1	2	2	0	75

二、《本经》"除痹"药物的药性分析

在75味具有"除痹"作用的药物里，73味药的药性标识完整，其中有4味药（牛膝、漏芦、皂荚、石南）标识了2个味，其他均标1个味；有1味药（牛膝）的药性记载缺项；有1味药（马先蒿）的药味记载缺项。剔除药性、药味记载不全者，并将寒、凉合并，温、热合并，以综合分析，结果显示：在73个药性记载完整的"除痹"药物中，出现最多的是味辛、性温热者，其次为味苦、性平者，最后为味苦、性寒凉者。具体见

表 2。从中药性味理论分析，味辛、性温热之品，或可达表以散表邪，或可入里以温脏腑，从而对外感或内生的寒邪起到祛除作用；而味苦、性平之品，则一般不具有单纯的清热或散寒作用，往往是通过畅通气血而对整体起某些调和作用；味苦、性寒凉者，多具有清泻火热的基本作用。这些现象提示，《本经》药物"除痹"作用机制复杂多样。

表 2 《本经》73 味"除痹"药物的性味分析

药性	辛	甘	酸	苦	咸	合计
寒凉	2	7	1	10	2	22
温热	17	5	0	4	1	27
平性	2	8	2	12	1	25
合计	21	20	3	26	4	74

注：因漏芦兼具苦、咸两味，石南兼具苦、辛两味，皂荚兼具咸、辛两味，故统计 2 次。

三、《本经》"除痹"药物古今功用分析

对《本经》75 味具有"除痹"作用药物所主治的具体"痹"证进行归纳，其中 7 味药记载以笼统的"除（或主、逐、恶）痹"，其他 68 味药则分别记载主治 24 种相对具体的"痹"证。另有中品的爵床、下品的附子两味药物，虽未明言治疗痹病，但所描绘的症状与痹病关系较为密切，故一并录入。爵床，主腰脊痛不得着床、俯仰艰难……；附子，主寒湿、踒躄、拘挛、脚痛不能行步。涉及具体"痹"证：干地黄、石斛、析蓂子、蛇床子、葛根、羊踯躅、商陆除痹；菖蒲、白术、泽泻、白蒿、

理伤续断一得录

奄闾子、青蘘（胡麻）、别羁、干漆、丹雄鸡（黑雌鸡）、蠡实、秦艽、石龙芮、秦皮、蔓椒、麋脂除风寒湿痹；车前子、漏芦、柏实、酸枣、龟甲、蠡鱼、鸡头实、白鲜皮、马先蒿、假苏（荆芥）、大豆黄卷、夏枯草除湿痹；白石英、鞠华（菊花）、薏苡仁、细辛、薇衔、干姜、石龙刍；风痹：曾青、茜根、礜石、皂荚、石南除风湿痹；王孙、山茱萸、乌头、天雄、蜀椒除寒湿痹；枲耳实（苍耳子）、磁石主周痹风湿；芍药、厚朴除血痹；芎劳（川芎）、秦茇除寒痹；天门冬主诸暴风湿偏痹；牛膝除寒湿痿痹；防风主骨节痛痹；王不留行主风痹内寒；姑活除湿痹寒痛；枸杞除周痹；蔓荆实除筋骨间寒热痹；熊脂主风痹不仁；葡萄除筋骨湿痹；狗脊除周痹寒湿；萆薢除风寒湿周痹；吴茱萸除湿血痹；茛菪子除肉痹拘挛；茵芋主诸关节风湿痹痛；陆英除骨间诸痹；药实根主诸痹酸痛。

可见，《本经》时代所谓各种"痹"证，涉及外感风寒湿邪和内伤多种疾病，病因、病机、病位复杂，临床表现不一。例如，芎劳（川芎）"……寒痹，筋挛缓急"，在蠲痹汤、独活寄生汤中得到了很好的应用；赤芍"除血痹"，是《伤科大成》活血止痛汤中的重要组成，用之以治"受伤紫肿痛难忍"；乌头"除寒湿痹"，《金匮要略》乌头汤用之作主药以治"病历节不可屈伸，疼痛"，至今仍是中医骨伤科常用方药。可见，《本经》的"除痹"药物，有着复杂多样的临床适应病症。

上述75味"除痹"药物，在现代临床中仍常用的有49味（以《中药学》为依据）。将其按主要功效进行分类和排序，结果显示49味药物共分布在15类：解表药有鞠华（菊花）、细辛、防风、蔓荆实、枲耳实（苍耳子）、葛根、假苏（荆芥）、大豆黄卷；补虚药有天门冬、白术、石斛、龟甲、枸杞、芍药（白芍）；祛风湿药有薇衔（鹿衔草）、秦艽、狗脊、秦茇（秦椒）、乌头、天雄；清热药有干地黄、漏芦、白鲜皮、秦皮、芍药（赤芍）、夏枯草；利水渗湿药有车前子、薏苡仁、泽泻、白蒿（茵陈蒿）、姑活、萆薢；温里药有干姜、吴茱萸、蜀椒、附子；活血化瘀药有牛膝、芎䓖（川芎）、王不留行；安神药有柏实（柏子仁）、酸枣、磁石；收涩药有鸡头实（芡实）、山茱萸；化湿药有厚朴；止血药有茜根；开窍药有菖蒲；攻毒杀虫止痒药有蛇床子；化痰止咳平喘药有皂荚；泻下药有商陆。其中前5类分别是解表药（8味）、补虚药（6味）、祛风湿药（6味）、清热药（6味）和利水渗湿药（6味），合计32味，占近50%。可以推测，《本经》"痹"证相当一部分属于外感六淫、虚劳内伤、风湿痹证、火热蕴结、水湿内停等证候。

【小结】

《神农本草经》中"除痹"药物在现代功效分类体系中分布广泛，可以推断出《本经》时代痹证的病因、病机、病位复杂多样，涉及众多外感病和内伤病，具体致病因素众多，难以归为一端，并且"痹"是一类由气血不通引起的症状，可以涵盖后世所说的多种具有典型的肢节疼痛表现的疾病，并不是病名。从当代痹证临床治疗时中药的使用情况，我们可以发现，仅有细辛、防风、牛膝、薏苡仁、干姜、芍药、附子、蜀椒等少数药物仍是常用药物，其他的药物已很少用于痹证治疗，甚至少用于临床。这和药物来源的丧失、临床治疗意义丧失，不再归属于药物范畴和药物的主要功效改变，不再主要应用于痹证的临床治疗等因素密切相关。还有一部分药物是古代常用而现代少用或不用的痹证治疗药物，如石斛、茵芋、天雄等。《普济方》中有石斛浸酒方，专治风湿腰痛；《备急千金要方》中的石斛万病散，用以治疗"风湿痹疼，腰脚不遂"；《太平圣惠方》中的石斛散则能治"虚劳痿痹，四肢不收，不能俯仰，两肩中疼痛，身重筋急，体如刀刺，身不能自任"；《圣济总录》石斛丸治"肾虚骨痹，肌体羸瘦"；《太平圣惠方》中还收录茵芋浸酒方3张，应用于风痹、湿痹、血痹等痹病的治疗；《普济方》中有天雄丸，加酒调治"腰脚冷痹，阳虚阴胜痹气，身寒如从水中出"。这类药物值得我们深入挖掘，既有重要的现代临床应用价值，又可以促进相关病证辨治规律的研究，丰富现代临床多种相关疾病的中药干预思路。

参考文献

（本文第一作者张梦娇，通讯作者沈钦荣）

抉古探幽

越医钩陈

顾氏伤科

顾氏伤科为浙江著名伤科，越医专科世家的代表，始于清初的顾士圣，盛传九代，至今已有 200 多年的历史。据清道光年间的《会稽县志》载："顾士圣，善伤科，调筋接骨，应手捷效，子孙世其业。"顾氏伤科以其独特的治伤经验和丰富的中医药文化内涵，已列入绍兴市非物质文化遗产名录。顾氏伤科第五代传人顾风来总结前辈的经验，编著《医录》一书，共收录 42 首治伤方，凝聚了顾氏伤科的用药精华，为其传家之宝。顾氏伤科临证重视法药并蓄，内外兼治，正骨复位，强调一个"活"字，突出一个"巧"字；遣方用药，围绕一个"和"字，不忘一个"养"字，造诣颇深，自成一派。顾氏伤科原秘不外传，至中华人民共和国成立后始收外姓门徒以广其术。

一、顾氏伤科正骨经验

（一）重视诊断，急缓有别

顾氏伤科把诊断放在治伤的首位，认为诊断是治伤的第一步，只有辨得明，方能医得真。《医录·跌打损伤穴道要诀》曰："凡伤须验在何部位，按其轻重，明其脏腑经络，又验其生死迟速，然后从症用药为当。"顾氏伤科认为，验伤首从大处着眼，急者为先，不为局部所限。《医录·受伤吉凶看法》曰："一看两眼，内有瘀血，白睛必有红筋。血筋多瘀血亦多，血筋少瘀血亦少。看眼活动有神，否则难治。二看指甲，将指甲掀起，放即还原色者易治，少后还原者难治，紫黑色不治。三看阳物，不缩者易治，缩者难治。四看脚甲，与手同看法。五看足底，红活者易治，黄色者难治。五者全犯者不治，如犯一二，尚可救治。"顾氏伤科还特别重视某些致命部位伤情的诊断。《医录·穴道看法》曰："天灵盖骨碎，髓出者不治；两太阳穴重伤者难治；截梁（即喉）打断不治；塞（即结喉下、横骨上、空潭上）打断不治；心坎（即人字骨）打断晕闷，久后必血汛；百劳穴、天柱骨断者不治；尾子骨、两肾打碎，或哭或笑，不治。"

顾氏伤科认为，手摸心会是诊断伤科的重要手段，也是最见功夫之处；正骨之首务，必知其体相，识其部位，以明确骨折移位情况、脱臼方位、损伤程度等。《医录·症药之辨》指出："摸触肌肤，察其体相，审理症脉，以明诊断。"顾氏伤科通过触摸、压挤、叩击、摇晃、转旋等手法诊断有无骨折脱臼、损伤程度或内损外伤。如用压挤之法诊断肋骨骨折；以纵向叩击远端传导性压痛，诊断脊柱实质性病变、胫骨骨折等；以轻度摇晃、轻旋之法，诊断长骨骨折等。

（二）注重手法整复，强调心明手巧

《医宗金鉴》曰："手法者，诚正骨之首务哉。"手法整复是治疗骨折、脱位的重要手段。顾氏伤科十分强调手法整复的重要性，认为整复手法的正确与否及其熟练程度，是治疗骨折、脱位成败的关键。顾氏在《医录·接骨入骱奇妙手法》和《医录·布式》中记录了整复手法的适应证、要领，并指出施术者须"心明手巧"，切忌漫无目的，强拉硬推，动作粗暴。顾氏伤科特别注重"心悟"，认为"法之所施，使患者不知其痛，方称为手法也""上骱不与接骨同，全凭手法及身功"等。

顾氏整复脱臼手法可概括为"理""捺""端""入"四字。"理"是术前的准备。复位前先以按摩手法，柔其筋络，然后按其脱出的方向和部位，以刚柔相济的劲力和四两拨千斤的巧力，通过拔伸、按捺、端托、旋转、屈曲等手法使其入位。《医录·接骨入骱奇妙手法》曰："跌打损折，筋骨多有受其累者，若骨不能对，医者必须捏骨平复。""惟肩骱与膝骱相似，膝骱送上有力，肩骱送下亦有力。可上之先，将一手上按住其肩，一手按住其手，缓缓转动，使其筋舒。令患者坐于低处，使一人抱住其躯，医者两手捏其肩，抵住其肩骨，将膝夹住其手，齐力而上，绵裹如鹅蛋大，落在胯下。外贴损伤膏，内服羌活桂枝汤，再用吉利散调治而安。"

顾氏整骨手法，可归纳为四字、八法。四字即"柔""拔""捏""合"。复位前，先柔其筋，缓解肌肉紧张，以分离嵌入骨折断端的肌筋，然后以"欲合先离，离而复合"的原则，选用伸牵拔、屈牵拉等不同手法进行牵拔（切忌过度牵拔），再以捺压（捺正错位，使"突者复平"，是矫正侧方移位的重要手法）、捏挤（挤压分离或粉碎之骨片，是处理锁骨骨折移位或捺平粉碎性骨折之法）、推碰（用相对之力推送移位或分离之骨片，使其吻合，适用于髌骨骨折）、提擎（将凹陷之断骨上提复平）、分骨（夹挤并列两骨断端靠拢之间隙，矫正移位，使间隙恢复正常）、折旋（加大成角纠正呈锯齿形骨折的重叠畸形）或用回旋之法（矫正斜形背侧错位畸形）等复合其位。上述手法概括起来即为八法：捏挤压揿法、提擎复平法、对捺挤压法、拉颤压纳法、推送抱合法、屈伸牵捺法、挤捺分骨法、折旋矫正法。八法之间相互关联，施术时需要几种手法配合，做到术前"心明"，施术时"手巧"。对于脱臼合并骨折，先将脱臼复位再接骨；对于多处骨折者，先处理稳定性骨折，再处理不稳定性骨折；对于合并粉碎性骨折者，先行单纯骨折对位，再处理粉碎性骨折；对于患肢肿胀瘀血严重者，先消瘀退肿，再行整复术。顾氏伤科重视手法整复、强调临证时灵活应变的思想与历代伤科医家的思想不谋而合。

（三）擅长夹板固定，强调"四要一原则"

顾氏伤科擅长夹板固定，特别强调"四要一原则"。顾氏在《医录·布式》中记述："如断，方可绑缚，先贴接骨膏，棉布包裹，用杉板四片，按其患处，再将棉布三条与板均齐。"其方法可以归纳为"四要一原则"。四要指包扎要平整、松紧要恰当、夹板要适中、复查要经常。平整指外敷的膏药要平直，缠扎要平齐，即使为加强有效固定或矫正残余畸形而加以衬垫，也要符合平整的要求；夹板的松紧度指在不影响气血循环的前提下，以夹板略能移动为准，且固定后肤色与健侧相同，肌肤无冰凉感，肢体无麻木感，所测脉动正常；在不影响固定的原则下，夹板之类的固定器械尽量少绑缚，夹板之间应留有一定的空隙，而且要对称，且超关节固定尽量少用；夹板固定在3周内要勤检查夹板的松紧度、肿胀消退等情况。

一原则指"七上八落"：七、八指时间限度；上、落指正骨、夹缚的措施。"七上"的要求：①骨折尽量在7天内复位。若伤后血肿较轻，应伤后马上复位，力求一次复位成功；若瘀肿严重，不宜即刻复位，应给予消肿祛瘀之内服、外治法，待瘀肿消退后再行复位，但要把握整复时机，原则上不超过7天。②骨折后7天内夹板固定宜松不宜紧。因术后往往会增加瘀肿，过紧会加剧瘀肿，造成肢体过度受压而出现缺血性坏死的严重后果。③复位固定后 7 天内要勤查患肢。每日或隔日复查患肢 1 次，若瘀肿增剧则略松其夹板，若瘀肿消减则紧其夹板，以防移位。"八落"指复位固定 7 天后瘀肿渐趋消退，则夹板宜紧固，但亦要松紧适度，随时注意防止夹板松动，以防止骨折再移位；并随时检查肿胀、肤色、肤温等情况，原则上每周复查、换药 1 次；开始适当功能锻炼（不稳定性骨折则应推迟功能锻炼，或注意功能锻炼的形式及活动量）。顾氏伤科认为，在不影响骨折移位、愈合的前提下，夹板固定时间尽量要短，一般固定 4~6 周可解除夹板，但是对于股骨骨折、胫腓骨骨折等，应固定 8 周左右；夹板固定时间不宜过长，否则会造成肌肉萎缩、关节僵直等。顾氏祖传的小夹板是杉木片，沿用至今已改用竹片夹板。竹片具有较好的韧性，能起到坚强固定的作用而不易劈裂或折断，并有一定弹性，能适应肢体肌肉舒缩变化的生理要求，质轻易于塑形，适合体形的要求。

（四）强调筋骨相连，一发全身

顾氏伤科重视筋与骨的关系，筋骨并重。顾氏认为治疗骨伤科病不能仅着眼于骨、着眼于局部，应谨遵薛己"肢体损于外，则气血伤于内，营卫有所不贯，脏腑由之不和，岂可纯任手法而不求之脉理，审其虚实，以施补泻"之意。顾氏提出骨伤者每损及筋，局部所损常累及全身，伤于外易累及里；身体损伤后不仅需要注重气血，且须顾及脏腑的不同。《医录·接骨入骱奇妙手法》指出，"跌打损伤，筋骨多有受其累者""跌打损伤，虽损筋骨，而多累及全身"。《医录·跌打损伤穴道要诀》指出："伤胸者，伤久必发嗽，胸高气满，面黑发热；伤两肋者，两肋痛者，肝火有余，实火盛之故

参考文献

也；左肋痛者，亦有痰与食也；凡跌踢打仆损伤，须看得痛真，验得脉确，辨明脏腑。医者宜斟酌，视病而施治，行之慎之。"

二、顾氏伤科用药经验

（一）简约实用

顾氏治伤42方，最显著的特点就是简约实用。《医录》在"诸方录"篇中记载了42方的方名、药物组成、剂量，在"跌打损伤穴道要诀""接骨入骱诸方目录"篇中，记载42方的应用方法，包括辨证要点、适应证、诸方使用的先后次序等。叙述简明扼要，切于实用，没有空泛的理论说教。如在"跌打损伤穴道要诀"篇首即说："凡跌打踢扑伤，男人伤上部者易治，伤下部难医，以其气上升故也。妇人伤下部者易治，上部难治，以其血下降故也。凡伤须验在何部位，按其轻重，明其脏腑经络，又验其生死迟速，然后从症用药为安。"文中指出辨证要点及预后判断。治则之下，即提出"伤全体者，按其轻重，随症用药，先以砂仁汤调以吉利汤（即吉利散）服之，再以顺气活血汤治之，将和伤丸糖酒送下四五丸，后以调理药酒不拘时服，轻者红糖油和酒调服吉利散可安"，细述用药次序，治养结合，颇费心思。其后则分次叙述伤肩背、伤背、伤胸、伤肝、伤心及鼻梁断、臂骱手骱、断折损伤两腿、膝骱、脚踝骱等部位的具体用药方法。

为使用药时更能有的放矢，《医录》专设"引经药"篇，重视引经药的应用，提出"凡跌踢打扑损伤，引经药为要，看得痛真，验得脉确，然后用药为当"。其经验是，伤上部用川芎，在手臂加桂枝，在背加白芷，在心腹加白芍，在膝加黄柏，在左肋加青皮，在右肋加柴胡，腰加杜仲，下部加牛膝，足加木瓜，周身加羌活，妇身加香附，顺气加砂仁，通窍用牙皂。该书特别强调"煎剂之法，必须随症加减，修合丸散，不可不精也"。42方中水酒共煎煮14方，有些散剂需要红糖与酒调服，如患者不能开口，即以牙皂末吹入鼻中，一嚏而开，一一交代清楚。该书全无虚浮之词，均为临证实用而设。

（二）重调气机

跌打损伤，瘀血留内，治伤必治血为先，这是常理。顾氏伤科从历代医家临证经验中得出结论，治伤者当以行气为先，是"血为气之母，气为血之帅""气行则血行"理论的实践者。顾氏治伤42方，共用药126种，使用在10次以上的药物：甘草33次、当归30次、陈皮25次、羌活22次、红花22次、防风21次、生地黄16次、川芎15次、五加皮15次、青皮15次、续断14次、芍药13次、乳香13次、牡丹皮12次、杜仲12次、木通12次、苏木12次、独活11次、枳壳11次、黄芩10次；如加橘红4次，陈皮则有29次，仅次于当归。

在"跌打损伤穴道要诀"篇记载17部位的治疗中，除伤大肠先服槐花散，次服吉利散，伤膀胱、阴囊、阴户者先服琥珀丸，次服行气活血汤外，其余各条都是先服行气活血汤、疏风理气汤、顺气活血汤，以理气为先。伤气眼者，书中嘱先以砂仁汤调吉利散，次服酒煎补肾汤，后服和伤丸。在"接骨入骱诸方目录"篇中也是如此。在42首治伤方中，有顺气活血汤、行气活血汤、疏风理气汤、疏风顺气汤、疏风顺气补血汤、清心理气汤、提气活血汤、补中顺气汤等。从方名上看有顺气、理气、提气，其常用药物有陈皮、橘红、青皮、枳壳、枳实、木香、砂仁、厚朴、香附、柴胡、乌药，行气活血的川芎更为顾氏所常用。在活血汤的13味药中，理气药占了5种（陈皮、青皮、香附、乌药、砂仁）。其运用理气的特点，健脾理气常用陈皮、枳壳、厚朴、木香，疏肝理气常用香附、柴胡、乌药，砂仁通用。理气药应用于整个治疗过程，早期常与羌活、防风、紫苏、独活、细辛、白芷、荆芥等疏风解表药同用。活血止痛，常以青皮与乳香、没药相伍，如止痛接骨丹；生血补髓，常以陈皮、枳壳与熟地黄、黄芪、杜仲相伍，如生血补髓汤；后期养血壮筋，常以陈皮、青皮、砂仁与生地黄、木瓜、独断、杜仲相伍，如调理药酒方。在壮筋续骨方中也使用陈皮、青皮、枳壳、乌药、柴胡等行气药。顾氏后人说：跌打损伤，瘀血内停，固然需要活血药祛瘀活血，但是气为血帅，只有气行方能血行，行气药与活血药相伍，能起到四两拨千斤的效应。

（三）以和为贵

顾氏以为，是药三分毒，受伤之人，本身受了各种不同外伤，脏腑亦有所累，因此治伤用药必以和为贵。活血药是治伤最常用的药，顾氏选活血药十分平和，没有土鳖虫等破血药，连三棱、莪术也很少用。在归通破血汤中，也只用了桃仁、赤芍、归尾、苏木、牡丹皮等活血药。顾氏治伤以和为贵的学术思想，首先体现在其谨遵损伤辨证三期用药上，遵循初期善"祛瘀"、中期宜"和血"、后期常"补骨"的原则。损伤初期，外伤致骨折、脱位、伤筋后，气血离经，瘀血不散，肿痛不止，顾氏认为"七日之内，气血未凝，即宜发散活血；至十四日后，瘀血或有停聚在胸，其势方归大肠小肠，腹内作痛，须服行药"。初期用药常运用活血止血药物，如大黄、地骨皮、生地黄、牡丹皮、玄参等。损伤初期，红肿热痛，此时加以清热凉血之品大有益处，如黄芩、黄柏、金银花、菊花等。损伤中期，肿胀渐退，疼痛缓解，断端开始生长，然顾氏认为此时瘀血散而未尽，断骨长而未坚，损伤之正气尚未恢复，若继续采用攻法，瘀虽可去，亦有伤正之弊；若盲目采用大补肝肾之法，患者瘀血未尽，骤然进补，徒增瘀滞。顾氏谨遵张景岳"兼虚者补而和之，兼滞者行而和之"之说，采用和血续骨、舒筋活络之法，运用全当归、赤芍、川芎、红花、鸡血藤、骨碎补、自然铜、续断、陈皮、枳壳之品，化尽残余瘀血，使正气得到恢复，促进骨折加速愈合。损伤后期，断端已接，脱位已复，但损伤日久，伤津耗气，气血不足，肝肾亏虚，筋肉失养，肌肉萎缩，肢体乏力，此时当滋补肝肾，方可达到强筋壮骨之效。药用熟地黄、龙骨、狗脊、桑寄生、淫羊藿、黄芪、枸杞子等。其次体现在重视药物配伍。通过活血药与其他药的巧妙配伍，达到最佳治伤效果，又不伤正的目的。活血药与行气药配伍，达到增强活血祛瘀的目的，这最常用；与大黄、枳实等相伍，通过通腑而祛瘀血；与木通、滑石、山栀等相伍，使瘀从小便而去；通补兼重，专设生血补髓汤以生血补髓，设补肾活血汤二方（13方、29方）、归原养血和伤汤、疏风顺气补血汤、补肾和血汤、补中益气汤以养血活血，专设调理药酒方治远年陈伤，均是以养血为主。顾氏认为下颌出骱为肾虚所致，宜先服补气养血汤，再以补肾丸药调治。最后体现在痰瘀湿兼治。顾氏在"接骨入骱诸方辨用"篇中记述："折损之症，郁阻属一证候……郁阻者，气滞，瘀阻，风寒夹阻，湿痰同阻也。"在辨病辨证选方中，顾氏提出了"气血同治""调气活血，兼疏风邪，祛瘀之中，涤痰佐之"之观点。在"诸方辨用"篇中首选之剂就有顺气活血汤等。诸方药中，顾氏喜用疏风邪之品，贝母、桔梗、南星、半夏、橘红等豁痰涤痰之品亦多佐之。

（四）特色制剂

顾氏膏药是治伤招牌药，有损伤膏、接骨膏、风湿陈伤膏等。代麻散，即麻药，由麝香、蟾蜍、乳香、没药（去油）各八分为末干掺而厘，用于伤口，特别指出"不可另用"。止血定痛散，即止血药，由降香、五倍子各等份，大色石末三钱，中灰（即灯草灰）七分，为末干掺用。封口金枪药，治一切破碎等伤流血，腐烂就不收口，封之则生肌，誉为"第一灵方，莫轻传"。活血止痛散、托里止痛散，为止痛药；接骨散、止痛接骨丹，为接骨专药。虽然一般的伤科都有类似的治伤膏药、止痛药、止血药、接骨药，但如顾氏伤科作为治伤招牌药流传百年、名闻遐迩者，并不多见。

顾氏伤科的用药经验，既有独特的用药理论，又有丰富的实践经验，是古代伤科流派的重要代表，值得进一步挖掘和推广。

三、顾氏伤科特色制剂

顾氏伤科特色制剂有治伤膏药、代麻散、止血定痛散、接骨药等。

（一）治伤膏药

顾氏治伤膏药为其重要招牌药，其膏药肉（基质）为顾氏活血清凉膏，药物配方为天花粉、干地黄、玄参、大黄、川黄柏、木鳖子、蓖麻子、地骨皮、全当归、血余各等份，纯麻油、铅粉或广丹（收敛药肉可用），比例为麻油：药物总重量 =4：1。先将药物浸入麻油中 3~7 天，夏浸 3 天，冬浸 7 天，春秋浸 5

天，宜秋季熬煎。然后上火熬煎，待药物黄焦后滤渣；而后上猛火将麻油药汁熬至滴水成珠，则加入铅粉或广丹，比例为油量：铅丹=5：4，视膏药肉老嫩而调节剂量。收膏后，将松软药肉倒入准备好的缸钵井水中，待用。煎制的膏药肉最好放入水中，冬天放入雪水中，以除火毒。

1. 配制各类伤膏的药物

乳没散：制乳香、制没药各等量。

灵柰散：山柰：五灵脂：甘粉-2：1：1。

南夏散：生南星、生半夏、狼毒、生川乌、生草乌各等量。

丁香散：公丁香：桂丁香=3：2。

二活散：羌活、独活各等量。

木香散：广木香：青木香=3：2。肉桂粉、血竭粉、公丁香粉、化龙骨粉、如意金黄散、麝香等，视病情选用。

2. 各类伤膏配制

（1）损伤膏：膏药肉（活血清凉膏），粉剂以基质的百分比配制用药。乳没散8%、灵柰散8%、南夏散10%、丁香散8%、肉桂粉6%、膏药肉60%，基质熔化后，调入上述粉剂，粘摊于全棉布上。敷贴时一般加入血竭粉，视受伤范围而定，加入1~2g。公丁香粉，亦视受伤范围加入1~2g。若胸背、腹部损伤，则在损伤膏调制中再加入适量木香散。

（2）接骨膏：在损伤膏的基础上加入适量化龙骨粉，瘀肿严重时调入金黄散，加重南夏散。敷贴时，要加适量血竭粉、公丁香粉、化龙骨粉于伤膏上，骨折中后期可加入适量麝香，以通经道、调脉络，促进气血化生，加速骨折愈合，避免后患。

（3）消瘀清凉膏：基质（膏药肉）50%，乳没散8%，南夏散12%，灵柰散8%，血竭粉6%，如意金黄膏15%，金黄散适量。

（4）风湿陈伤膏：在损伤膏基础上，加入二活散；寒性病变重者，加肉桂粉。敷贴时加入适量血竭粉、公丁香粉、麝香。

（二）代麻散

早年顾氏伤科长于外伤手术急救，麻药、止血药是必不可少的。据顾氏后人述，顾氏至凤来公时，创伤手术独树一帜，名闻遐迩。有患者腹部破损，肠流出尺余，凤来公即以"青绢湿汤还纳，敷化痛散（麻药），以快速手法，小钢针穿油棉线缝合；后敷以金枪药，内服疏风理气汤、活血止痛散……"告愈后，患者送一匾额致谢，在匾额上记载治疗经过。《医录》对创伤之手术治疗也有记载，如"骨碎如黍米者可取，大则不可。患此症者，先以定痛止血散敷之，使其血不涌出，再敷化痛散，以刀割破，取出而即缝合。手术宜快速为第一，以金枪药敷治"。又损伤"亏缺之症，先用麻药敷之，以小钢针穿油棉线缝合，敷金枪药，口服活血止痛散"。"折伤出血者用止血散掺之，手揿其骨，敷金枪药，夹缚之。"六世医顾二宝对于折损出血、金枪创伤之症，也是硕果累累，为乡人称道。随着现代医学的发展，顾氏于创伤手术逐渐放弃，而在闭合手法整复术、内服方药方面，则更有发展。顾氏所传的代麻散即麻药，由麝香、蟾蜍、乳香、没药（去油）各八分为末干掺而厘，用于伤口，特别指出"不可另用"。

（三）止血定痛散

顾氏所传止血定痛散，由降香、五倍子各等份，大色石末三钱，中灰（即灯草灰）七分，为末干掺用。封口金枪药，治一切破碎等伤流血，腐烂就不收口，封之则生肌，誉为"第一灵方，莫轻传"。同时，内服可选用活血止痛散、托里止痛散，水酒煎服。

（四）接骨药

止痛接骨丹组成为乳香、没药、当归、川续断、红花、羌活、茄皮、苏木各一钱，青皮、白芷、牡丹皮各八分，甘草三分，水酒煎服。其功效为祛瘀生新，接骨续筋；适用于跌打损伤，骨折脱位早中期；症见局部疼痛、肿胀、活动障碍者。接骨散组成为川续断、羌活、木通、生地黄、香附、红花、牡丹皮、茄皮各一钱，砂仁、乳香、没药各一钱，乌药、肉桂各八分，归身钱半，甘草三分，水酒煎服。其功效为接骨续筋；适用于跌打损伤所致骨折；症见局部疼痛、肿胀、运动障碍，舌质紫暗，脉细而涩。

当代顾氏后人在前人基础上，也有新的创新，主要方剂有以下几种：①桃红损伤膏：主治跌打损伤肢体外伤；功效为活血理筋，通络止痛；组成为全当归、红花、三七片、川芎、桃仁、落得打、赤芍、白芍、大地黄、川续断、制乳香、制没药、蓬莪术、延胡索。②胸背腹部损伤方：主治胸背腹部损伤；功效为活血理气，通络止痛；组成为广郁金、全当归、制乳香、红花、制没药、桃仁、三七、延胡索、江枳壳、赤芍、白芍、降香、橘络。③双龙正骨汤：主治骨折、肌腱损伤；功效为续筋接骨，活血通络；组成为续断、全当归、大熟地、川芎、红花、枸杞子、生地黄、赤芍、白芍、炒杜仲、制乳香、制没药、化龙骨、广地龙、炙地鳖、煅自然铜、生姜、三七片。④强骨壮阳汤：主治肾虚病变、腰突症；功效为补肝肾，壮阳虚，通经道，舒脉络，活气血，健肌筋；组成为制扶筋、全当归、大熟地、桑寄生、红花、制乌药、川芎、炒白芍、枸杞子、炒杜仲、山萸肉、肉苁蓉、巴戟肉、延胡索、络石藤、全蝎。女性患者，去巴戟肉、肉苁蓉，加菟丝子、制黄精；神经痛者，加木瓜、蜈蚣、炮山甲。

（本文与顾步青合作）

绍兴"三六九"伤科

绍兴"三六九"伤科，原名"下方寺里西房伤科"，自宋迄今，历经800余年，名噪江浙，有民谚为证："清明时节雨潇潇，路上行人跌一跤，借问伤科何处有，牧童遥指下方桥。"为方便百姓就诊，自清光绪年间起，下方寺僧医每逢农历三、六、九日在绍兴城宝珠桥出诊，二、五、八日在萧山城凤堰桥出诊，一、四、七在寺内坐诊，"三六九"伤科之名由此而来。

"三六九"伤科，出于寺僧，源于少林。其鼻祖稽幼域，原籍河南开封府，自幼随少林武师徐神翁习武学医，逢宋高宗被兀尤攻逼，迁都南渡，域护驾至杭城；后转游江南，至山阴下方桥玉屏山麓，修"善风草堂"，定居修行，赘居符门，娶养长和女为妻，生一子名绍师。"三六九"伤科从幼域传子绍师，直至明清宏达祖师授业于南洲和尚，再传于张梅亭、王春亭两公。张梅亭传孙授徒张（张凤鸣、张瑞珠、张振初、徐永江）、王（王俊林、徐氏、王仲安、王素珍）、单（单庭奎、单金邦、单灿林、单国胜）、傅（傅长生、傅松樵、傅乃任；傅松春、傅庆儿）、吕（吕元瑞、吕柏泉、吕大陆）及在杭另一支（徐元），共六门，形成了"三六九"支派繁多、人术两旺局面，至今仍有后人传其术。

"三六九"伤科现存主要医籍：鼻祖所传之《下方寺西房秘传伤科》，张梅亭著、王俊林修编之《下方寺西房跌打大成》，不著撰人之《下方寺里西房伤科秘本》《里西房方药集》，其他尚有零星抄本。

一、"三六九"伤科发展轨迹

（一）"三六九"伤科的发展脉络

"三六九"伤科的发展过程，大致可分为三个阶段。考其渊源，"三六九"伤科出于寺僧，源于河南嵩山少林寺。据《下方西房秘传伤科》抄本载，其鼻祖稽幼域，表字霞坡，原籍河南开封。域13岁时，父母因疾相继俱亡，身无倚靠。后被少林武师徐神翁收养，学艺32年，朝暮谈授，除习武之外，尚学接骨内外杂病等术。后师访蓬莱，域守草庵。适逢高宗圣帝被兀尤攻逼迁都南渡，域投护驾到杭城，于玉屏山麓筑"善风草堂"，号南通大和尚，定居修行，为民治伤。域赘居符门娶养长和女为妻，生一子名绍师。后域染疾，虑恐命亡，将秘术悉授绍师。明清时，由宏达祖师授业于南洲和尚，再传于张梅亭、春亭两公。张梅亭传子授徒张、王、单、傅、吕及在杭另一支共六门。

清末民初是"三六九"伤科的鼎盛时期。以张梅亭为代表人物，授子传徒六门，支派繁多，人术两旺。梅亭之后，梅亭孙凤鸣、徒王俊林继之。为方便百姓就诊，自光绪年间起，每逢农历三、六、九日在绍兴城宝珠桥观前出诊，二、五、八日在萧山城凤堰桥出诊，一、四、七在寺内坐诊；并设流动船诊，即"三六九"伤科僧医坐在船上，每日行于周边地区，船上配有特殊标志，并鸣锣以行。人行闻其锣声，见其标志，即知"三六九"伤科的诊疗船来了。需医治的患者，只要在岸上招手即可，似现在的流动车医院，但更为定期。所以，不少患者会在其船航行的线路上等。"三、六、九""二、五、八"在绍城、肖城的定时应诊以及流动诊疗船的开设，既方便了百姓就医，也提高了"三六九"伤科的知名度。

民国时期，"三六九"伤科逐渐步入低谷期。当时的"三六九"伤科各门户之间出于自身利益，门户之间的争执时有发生，这是原因之一；其时，下方寺内僧俗混杂，矛盾日益凸显，这是原因之二；由于"三六九"伤科名气大，社会上仿冒者大增，"三六九"伤科的声誉大受其损，这是原因之三。这期间连续出了几桩大的医患纠纷，对"三六九"伤科更是雪上加霜。其中有一桩纠纷是一老者因小腿骨折来寺内诊治，花费了钱财，但伤不见好。其儿子背着老人来寺内理论。争执中儿子被推倒，头部误撞墙上当场死亡，由此引发人命官司。正在这时，下方寺的外围墙及灶无故倒塌，这更让迷信的老百姓认为"三六九"伤科气数已尽。与此同时，源于上虞西化的顾氏伤科在绍兴城内经百余年的打拼，声誉鹊起，逐渐替代了"三六九"伤科，老百姓又将顾氏伤科称为"新三六九"伤科。

新中国成立以后，实行联合诊所。张凤明在塔山联合诊所，张瑞珠（张凤明之女）在府山联合诊所行医。顾氏伤科之代表人物顾仁瑞、顾敏（顾仁生之女）在上大路联合诊所，顾仁生（顾仁瑞之弟）、顾渭民（顾仁生之女）在塔山联合诊所，顾步卿（顾仁瑞之子）在府山联合诊所行医。其余几支在齐贤、安昌等地行医。

（二）"三六九"伤科兴衰原因分析

纵观"三六九"伤科发展轨迹，其兴盛的原因有二：其一是技术特色。"三六九"伤科享盛名800余年，最根本的是医术过硬。据医案载，有织绸司机被师言责，用菜刀将其左臂砍落至河，血不止。他医无效，梅师予以敷药而血止伤愈。又有一僧人与邻妇言，遇无赖谓其有奸情。僧愤甚，自己将阴囊剪破并取出二了，血流昏聩，面无神色。村人抬至寺中，梅师为其缝合敷药贴膏而愈。民国时有一嘉兴人因小腿骨断在当地屡医无效而责于医，该医曰若有人能愈之，则自砸医牌。后在下方桥傅氏伤科医愈，该患者能干活如初。患者将前医之语如实以告，傅医师非但不以之显耀自己的医术，还诚劝患者不要为难原先经治的医生。后嘉兴某医专程来谢。其二，"三六九"伤科在长期的医疗实践中形成了自己的伤药品牌，如"新伤膏药""陈伤膏药""跌打伤药末""金疮纸膏药""润肠保真丸""神妙接骨丹""玉肌玄英膏""血海五宝丹""立效定痛散""汤火伤药"等。其三，形成了治养并重的诊疗风格。如王俊林（"三六九"伤科传人）专门印有"王俊林伤科食单"，告诫食物禁忌。其四，行医方式很有特色。其定期在绍城、肖城坐诊，开设流动诊疗船的方式，既方便百姓看病，同时也大大提高了"三六九"伤科的知名度；为防他医冒牌，由官府示谕禁止僧俗冒名行医，对品牌保护起到积极作用。据《浙绍下方寺西房僧授王俊林仝妻徐氏子仲安伤科》方单载："下方桥下方寺西房世传伤科行医济世，自宋迄清，历蒙各宪大人优赐匾额，曾奉宁绍台道罗、绍兴府徐、山阴县音、会稽县甘，给示谕禁僧俗冒名行医害人。"

"三六九"伤科的衰落有多方面的因素。其内在因素是后期缺乏扛大旗的领军人物。张梅亭是"三六九"的代表人物，其孙张凤鸣、徒王俊林是其中佼佼者，惜其后无人继之。其余各支传人虽都拥有一技之长，有一定的患者群，但总嫌缺乏顶大梁者。至民国时期，西医迅速发展，人们的生活习惯亦有较大改变，"三六九"伤科的医术已渐渐不适应疾病谱改变以及人们的医疗需求。其外在因素是"三六九"伤科内部的门户之争、医患纠纷，顾氏伤科的崛起以及西医的普及与发展等。这些内外因素导致了"三六九"伤科开始走下坡路。这也是所有中医世家发展所面临的难题，过不了这道坎，走下坡路是迟早的事。

（三）启示

任何事物都有盛衰变化，绍兴"三六九"伤科的发展轨迹也是如此，如果我们能从中获得一些教训和启示，就是其意义所在了。

启示一：领军人物及重视培育后人的意义。从"三六九"伤科发展史来看，其鼻祖稽幼域高超的医术、护驾的显赫经历以及受业少林武师徐神翁不凡的身世，为"三六九"伤科日后发展奠定了重要基础。宏达祖师、南洲和尚事迹不详，近代"三六九"伤科的领军人物也是重要代表人物是张梅亭，其后影响较大的是梅亭的孙子张凤鸣及梅亭的徒弟王俊林，"三六九"伤科的六门中，也有较突出人物，但相对影响要小一些。据后人回忆，张梅亭在世时，有一家之主之威望，号令一致，其殁后群龙无首，各立门户，步调不一致，对维护、提高"三六九"伤科的整体形象及声誉是不利的。与河南洛阳白马寺平乐正骨相比较，"三六九"伤科并不逊色，但缺少像郭维淮这样的领军人物，没有平乐正骨学校、洛阳正骨医院这样培养人才的平台，乃是"三六九"伤科走向衰退的重要因素。假如中华人民共和国成立后，在绍兴也能建有以"三六九"伤科为主的学校和专科医院，今日的"三六九"伤科则定当别论。可见，一个中医流派若要长盛不衰，人是决定因素，其中领军人物的主导、引领作用，培育后人的学校以及施展技术的舞台——专科医院是必不可少的，个别的师带徒、私人诊所的模式，已无法适应今天的需求，已推动不了一个流派学术的提高和向纵深发展，而这中间领军人物的主导、引领作用尤其重要，因为只有有了领军人物，才能使学校和专科医院变成现实。

启示二：适时适地的意义。任何一个学术流派的发展，必须适应当时、当地人们的需求。从"三六九"伤科发展轨迹看，其鼎盛时期采用的三个举措即很好地注意了适时、适地这个问题。到绍城、肖城定时、定点设诊，犹如老字号设分店；设流动诊疗船，符合绍兴水乡的地理特点，既惠民又打品牌，具有很好的广告效应；"三六九"伤科推出的新伤膏药、陈伤膏药、跌打伤药末、神妙接骨丹以及玉肌玄英膏、汤火伤药等，都是百姓十分需要的，因此大受欢迎；"三六九"伤科提出的饮食宜忌，更是深受百姓欢迎，因为绍兴人很注重忌口。"三六九"伤科通过宁绍台道、绍兴府、山阴县、会稽县示谕僧俗禁冒"三六九"伤科之名，打击冒牌，保护自己，这种品牌保护意识及举动在当时都是创举。

启示三：以和为贵的意义。在发展过程中遇到矛盾是必然的，关键是如何处理好矛盾。中医流派在发展过程中分门立户是必然规律，如能处理好扬长避短的问题，就能相互水涨船高，提升本学派的地位和声誉。由于张梅亭之后"三六九"伤科缺乏领军人物，各门户之间的摩擦无人出面沟通、协调，不能积极形成合力，导致"三六九"伤科后期发展犹如散沙。在医疗过程中出现医疗纠纷也是难免的，若能积极化解，大事化小、小事化了，有时甚至坏事也能转变成好事。在出现医患纠纷时，由于"三六九"伤科各门户之间不能一致对外，甚至在背后抬高自己、排斥别人，不能及时、有效地处理医患纠纷，导致"三六九"伤科声誉严重受损。

专科世家是中医的宝贵财富，保护、发展专科世家是我们的责任，愿大家都来关心这个问题，让老树开新花，为现代人服务。

二、"三六九"伤科治伤成就

（一）开放性创伤的手术治疗

从"三六九"伤科所传医籍记载看，其骨外科手术技术已达到相当高的水平。《伤科秘本》有对骨折断端修正的记载，"凡跌打损伤，骨入出内外，折断处两头必如锋刃，或长短不齐，不能复入者，用麻药麻定，方用挫之，或用小铜锯锯齐，然后按入敷药、膏药外用，棉纸数层，再用粉厘板夹好"；有植骨记载，"凡跌打肿，患处或不令人着摸，看又肿硕，难辨肉内骨之碎否，必先与麻药服之，后用手捺肿处，如骨内有声，便知骨碎，用刀割开，如有血来，再用止血散，并麻药住，然后取出碎骨，以别骨补好，狗骨可代，羊骨可代，再用膏药贴之，外用线包，即与淡盐汤服之一杯，待醒后服接骨丹"。柳枝接骨最早见于钱秀昌《伤科补要》苏昌阿撰写的序言："吾闻古医者，解颅理脑，破腹湔肠，后世不可复得。而余亲见折足者，医断其骨而齐之，中接以杨木，卧百日耳，步履不爽。"苏氏作序时间为清嘉庆己巳季春（1809年）。本处记载"取出碎骨，以别骨补好，狗骨可代，羊骨可代"，虽无确切年份及疗效记载，但不失为古代医家以动物骨植骨的宝贵文献资料。其他尚有以银丝、桑皮作缝线补肠子、接气喉、缝阴囊等手术记载。"缝补肠裂及皮肉断裂，剥去新桑叶根枝皮，作线缝之，以陈皮汁涂之，再用陈皮裹好。"(《里西房方药集》)"凡腹破肠出者……即捏定肠口，用银丝或细线缝好，先用止血草药，后贴收口膏药。少顷，腹中作响，乃肠复旧位……是线缝时不可露一毛针孔，如出露，亦不可治，慎之慎之。"(《里西房方药集》)以"腹中作响"作为"腹复旧位"的观察指标，与今天腹部手术后观察其有否矢气、大便通后方可进食相类似。"是线缝时不可露一毛针孔"，对缝线间距提出了具体要求。"凡喉断，当仔细看，若食喉伤者不治，气喉可治。急用一人扶住头，托凑喉管，捏紧勿令气出，用针穿银丝隔寸许联好。"(《里西房方药集》)"阴囊皮破，睾丸跌出，血筋未断者，将手轻轻托入，用桑白皮取线，以针缝合其皮，用生肌散涂抹之。"(《里西房方药集》)在《秘传伤科》中有张梅亭的医案，可资佐证。据梅师医案记载："有戒僧道与邻妇言，遇无赖谓其有奸情。僧愤甚，因自己将阴囊剪破并取出二子，血流昏聩，面无神色，村人抬至寺中，吾师为缝合敷药贴膏而愈。"

（二）骨折脱位的复位固定技术

《跌打大成·手法论》曰："盖跌打闪撞，肌肤未破，筋络受伤，得药可痊；若脱骱、骨节断碎、血流涌射、歪斜偏倚、筋缩挛急，非手法莫能疗。"其成就主要有两方面。一方面是总结了正骨手法、要领、外固定器物、注意事项等经验。"三六九"伤科在长期的实践中总结了拔、扯、摸、提、按、摩、推、拿八法。"或拔扯摸提，或按摩推拿，而使脱者复进，离者复合，血流者止，筋急者宽，伸屈长短归于旧，偏斜凸凹皆得平。"他们通过整复骨折来止血,而不是单纯依赖药物,很有新意;强调"骨折须按摩,筋伤脱臼宜推拿";认为"老少宜轻柔,伤重宜轻柔,体弱宜轻柔,体实骨初断,宜刚健有力"。在整复前主张以药汤熏洗伤处,"用布巾袱蘸药汤熏洗伤处,令筋骨舒软"(《伤科秘本》,以下均同),易于复位。整复牵引时,主张近关节牵引,"大抵伸拔要近伤处,不可移在第二节骨上"。外固定物多采用杉皮,且"凡杉木皮,须用清尿浸过"。对手、足部损伤,以绵箬等柔软物做固定,"两手掌受伤,骨碎肉烂……纸里用杉皮一大片,按于掌而作硬托,复将纸裹绵箬一大片盖于掌背,药用绢巾包缚如法,不服药"。对关节处要求随势固定,用杉皮打孔后折弯,"若曲折处,其势不可夹缚,恐好后不能伸曲",要求"屈手无碍"。"伤两踝骨干、脱脚掌而若蹒跚者,其服罨如前法,用杉皮板两大片,自小腿起至脚底为则,其杉皮对踝骨一处剜一圆孔,要箍得踝骨过",固定后须使"腕转屈伸",防止关节僵硬。"两肘骨折断而碎者,要时常屈伸,肘腕不强,否则久而筋强难以伸屈"。他们指出有些部位不必固定,"伤两胁筋骨折断者,不必夹缚,即服加减活血住痛散",认为"凡伤骨一月内尚可整理,久则不治"。

另一方面是记录了一些复杂损伤的具体处理方法。如对下颌关节脱位复位的记载,辞虽不多,但正骨的方法、要领、如何固定都已一一交代清楚:"颌骨脱出,令患人坐定,揉脸百余下,令口张开,医者以大拇指入口中拿定,掇山,往下一伸,复往上一送,即入臼归正矣,仍用巾兜住。"

对肩关节脱位记载了两种复位方法。"凡肩背脱臼,令患者低处坐定,自用两手抱膝上,将借力一推,其手臂随手直前,轻轻放两手,就入故臼。""凡肩损出,用椅当圈住胁,又用软衣棉被铺好,再使人挺定。两人伸拔,却坠下手腕,又曲手着腕，绢片缚之。"整复时"令患者低处坐定"，确是经验之谈，笔者试之临床多应验，但亦常为人忽略。其验证是否复位的方法，也很简便实用，"其肩腕务要摺专，诚其手上到脑后，又过胸前，反手于臂，方是归原"，犹如今天的搭肩试验。

他们将髋关节脱位分为前脱位（足长者）、后脱位（足短者），前脱位较后脱位更难治。"伤两足臀环跳骨脱出者，此伤最难治之症也；若患足短者易治，脱出腕下足长者难治。"

用抱膝圈治疗髌骨骨折："两足膝盖骨受伤，或碎断，或干脱者，服罢如前，须篾圈子一个，大要箍得膝盖骨住，其旁安两带，令患人仰卧，直伸其足，医者揣扪相接，居位用圈子箍住膝盖骨，缚定不解，后用圣神散敷于圈之外。"

对颈椎损伤的处理："颈顶从高跳下跌仆损伤顿缩者，先用消风散或住痛散加痹药服之，令伤人仰卧，用绢带兜其下颈直上，解伸头发，同带拿作一把，令其头平，医者两足踏其肩，用力徐徐拨伸归原。"

对屈曲性腰椎损伤的处理："伤腰骨背脊折断，令伤人覆卧，凳上用大黄研末，推置腹下，用绢带缚其两肩胛于凳脑，又缚其两足于凳脑下，脚横木上，如此则屈曲，腰折骨自起而易入也。用曲扁担一条从背脊起直压其断，徐徐接入归原，然后用圣神散贴之，后用纸里裹杉皮一大片，掩腰上，以软带紧紧缚之，再服加减活血住痛散立愈。"

（三）创伤的方药治疗

"三六九"伤科的用药除遵循少林寺伤科重气血、按穴位分治，设上肢损伤汤、下肢损伤汤、上伤汤、中伤汤、下伤汤、三十六致命穴方外，其辨证用药多有发展。其成就一是重视损伤与内脏、局部与整体的关系。《跌打大成》指出，治伤应"内治与外治相结合，内治调气扶正，外治活血散瘀，接骨愈伤"。他们认为损伤易致气血瘀滞，骨折必殃及肝肾，"伤骨必亦伤筋，肾藏精，精生髓，髓养骨。筋伤则内动于肝，骨伤必及于肾"；提出"治损伤以调气血为佳，疗骨折须补肝肾为法"。其重视外伤与五脏的关系，认为相斗则发怒，大怒则肝伤，缓肝则甘草、当归，散肝则川芎。如受杖发喊，气逆肺伤，顺气以阿胶、沙参，泻肺邪以陈皮，收敛以白芍；惊触则伤心，以天竺黄、人参、远志、石菖蒲宁其神，再治其伤；肾者，跌仆则恐吓，恐吓则伤神，伤神则失志矣。凡治必先安其神，以补骨脂、杜仲补其气，熟地黄、阿胶补其血，然后治伤；脾脏所赅甚广，如大饥大饱、醉饱行房，皆能损伤成病，虽四脏各分疗理，未有不由中气不调而成患者。故曰：调理脾胃，医中王道；节戒饮食，却病良方。医在明理，以平为贵，调理脾胃，以四君、八珍、十全大补等剂。

其二，"三六九"伤科所载方剂剂型完备，有汤剂（内服、外洗）、丹剂、丸剂、膏剂（内服、外用）、酒剂、散剂等，使用亦十分讲究。如散剂的送服方法各不相同：有用酒送服者（接骨丹、玉龙散）；童便老酒各半送服者（箭头入骨方）；姜汁调服者（活血住痛散）；清茶调服者（安髓散）；姜汁和酒调服者（淮乌散）；米汤调服者（护心丹）；藕汁调酒服者（拾灰散）。汤剂煎服有水煎，入盐一撮（辛香散）；水酒煎服，加童便冲服（活血止痛散、桃仁桔梗汤）；老酒煎，加童便冲服（阴红汤）。外敷有醋调（外敷麻药）；姜汁拌（乌龙散）；唾调搽（续骨丹）；水调蜜敷（跌打损伤及金银所伤）；生姜汁同热醋调敷（敷药方）；浓茶调搽（济阴丹）；清油调（黑神散、白金散）；生蜜调敷（杖伤膏）；陈糟调敷（敷药方）等。服药时间：鸡鸣时服（鸡鸣散）；酒调食后服（上部末药）；酒调空心服

（下部末药，远年内伤）；水酒煎，空心服（宽筋汤）等。

其三，招牌制剂有三。一是麻醉方，包括麻药内服方（川乌、草乌各二钱，大半夏七钱，南星七钱，黄麻花一钱，闹阳花九分，酒浸七次，蟾酥酒化，芋艿叶取汁，晒干，共为细末，酒服八厘），外敷麻药（天南星二钱，川乌、草乌各一钱，闹阳花三钱，半夏二钱，黄麻根捣汁，芋艿叶捣汁，用麻根汁三匙，拌药，晒干，共七次，为末，醋调，敷割肉处，或加蟾酥七分，雄黄少许），麻药是施行手术的基础，在临床十分重要。

二是止痛方。五色救苦丹谓能立刻止痛（黄末药：姜黄一两为末，另听取用。红末药：紫金皮醋炒为末，另听收用。黑末药：黄荆子香油炒为末，另听收用。白末药：人中白醋炙七次为末，另听收用。桃花末药：乳香、没药、血竭，共为细末，另听收用。跌打不甚伤，骨亦不断者，用黄末药八分、红末药七分、黑末药八分、白末药二分、桃花末药五分，共和匀，用姜五钱、葱白五个取汁，入黄酒内，加麻油二匙调末药，初服用；以后不用，只用酒调送），还有下方寺西房末药方（五灵脂一两五钱，枳实一两，延胡索二两，香附，丹参各四钱，蒲黄三钱，小茴香钱半，右药晒干为末，用葱头七个煎汤，加沙糖送服，专治跌打损伤症通用）。

三是膏药方。跌打损伤膏药，药物组成：生地黄300g，川芎300g，丹参300g，当归300g，薏苡仁300g，薄荷300g，羌活300g，玄胡300g，秦艽240g，香附240g，海桐皮240g，山柰180g，苏梗180g，木瓜180g，川续断180g，赤芍180g，玄参180g，莪术180g，三棱180g，桃仁180g，红花180g，甘草180g，细辛180g，白芷180g，枳壳180g，牡丹皮180g，连翘180g，防风180g，枳实180g，桑皮180g，黄柏180g，黄芪180g，木通180g，荆芥180g，独活180g，甘松180g，牛膝

180g，杜仲180g，白及180g，厚朴180g，青皮180g，五加皮180g，白藓皮180g，刘寄奴180g。制作法：上药分8料，每料用麻油8kg，春浸7日，夏浸3日，秋浸5日，冬浸10日。将药与油煎熬至滴水成珠，去渣，加炒黄丹粉2kg，用桑枝搅匀，扇至烟尽，候冷，浸入水中，越陈越好。用时在勺内烊化摊贴补布上，因伤之新旧适当加入"新伤膏药粉"或"陈伤膏药粉"等。功效：续筋接骨，活血定痛。适应证：一切跌打损伤，无论新旧远伤皆宜。

新伤膏药粉方，药物组成：狗皮没药（炒，去油）500g，滴乳香（炒，去油）500g，血竭500g，白龙骨500g。制作法：上四药共研细末，用时拌入膏内摊贴。和入陈伤膏药粉，即陈伤膏药。陈伤膏药粉方药物组成：广木香1000g，青木香1000g，紫丁香500g，紫瑶桂500g。"三六九"伤科的膏药一直沿用至今。

综上所述，"三六九"伤科治伤成就已达到相当高的水平，是古代伤科流派的重要代表，其经验有待进一步深入挖掘、推广。

参考文献

陈吉生治伤用药经验

陈吉生（1933—1998），诸暨枫桥人，祖上六代业医，以"陈氏伤科"饮誉乡里。先生1956年考入金华卫校医士科，毕业后留校工作，在职就读夜大医专班。1964年毕业后在诸暨栎江保健院伤骨科工作，1975年调入绍兴市中医院，行医40年，临床经验丰富，对骨折、脱位的手法整复，颇为得心应手，而于遣方用药，尤有独到处。笔者 1985 年工作之初，即拜师先生。

一、瘀去新始生　活血须变通

跌打损伤的病机，《内经》已有"有所堕坠，恶血留内"的记载，至明清，异远真人提出"跌打损伤，气血不留行"的观点，李梴则更明确指出"折伤专主血论"。陈古生先生亦以"血瘀"立论，故治疗遵循"瘀不去则骨不能接""瘀去新始生"的原则，特别推崇四物汤，而又能灵活化裁。

1. 理气活血法

此法用于骨折前期，见局部疼痛较甚，瘀肿，舌质黯滞，脉弦紧者。理气四物汤（生地黄、川芎、赤芍、归尾、延胡索、郁金、苏木、青皮、陈皮）主之。血为气之母，气为血之帅，气血生理上息息相关，病理上紧密相连。先生主张活血与理气药同用，孰主孰辅，当随证而异。先痛后肿为伤气，先肿后痛为伤血，前者以理气为主，后者以活血为主。本方以四物汤为基础方，再加理气活血之延胡索、郁金、苏木，理气止痛之青皮、陈皮，体现了活血理气并进的方义。

2. 凉血活血法

此法用于骨折前期，见局部红肿热痛明显，身热，口干或苦，尿黄便结，舌红、苔黄或腻，脉数者。凉血四物汤（大生地、赤芍、川芎、归尾、牡丹皮、茜草、忍冬藤、一枝黄花）主之。骨折初期瘀血而发热者，除选用凉血散瘀药外，可加用清热解毒药。牡丹皮、茜草凉血祛瘀，忍冬藤、一枝黄花清热解毒，对痈疮疔肿效果较好。如体温在 38℃以上，白细胞计数较高，可选用地骨皮、紫花地丁、生山栀、天花粉、蒲公英等药。

3. 养血活血法

此法适用于骨折中期，见局部肿痛渐退，瘀去而未净，虚而兼邪者。养血四物汤（熟地黄、当归、白芍、川芎、丹参、川续断、五加皮）主之。骨折中期，瘀血渐去而气血渐复，若仍一味攻逐，难免伤正，而一味蛮补，又恐滞邪。因此，先生认为此时当养血活血，方能切中病机。方中以熟地黄换生地黄，赤芍改白芍，以增强补性，丹参活血养血，素有"一味丹参，功同四物"之称，五加皮、炒川续断活血而强筋骨。临床若见兼有体倦少气、舌淡苔薄脉弱者，可加用炙黄芪、炒党参，气旺生血，即使无以上兼症，亦可适量用之。

二、肝肾筋骨连　补泻宜分明

《素问·宣明五气》有"肝主筋""肾主骨"之说。肝藏血，主疏泄，体阴而用阳；肾藏精，主生髓。肝气条达，肝血充和，肾精充实，肾气旺盛，则筋骨强健，活动灵活；若肝虚肾亏或外伤累及肝肾，都将影响筋骨的功能及损伤后的修复。因此后世医家治疗骨伤疾病时颇重肝肾二脏，对肾尤为注重，如杨清叟《外科集验方》谓"肾实则骨有生气"。先生在长期的临证中，总结出了补肾接骨法和疏肝散瘀法。

1. 补肾接骨法

此法适用于骨折后期，肿痛已基本消失，功能逐渐恢复，苔薄者。补肾接骨汤（熟地黄、白芍、当归、川续断、骨碎补、补骨脂）主之。补肾接骨汤可通用于一般的骨折后期，且常与补肝药同用。根据骨生髓、髓通于脑的理论，头部内伤，除用朱砂、琥珀等安神镇静药外，还可酌情加用五味子、枸杞子等药。若见骨折延迟愈合者，可加用龟板、阿胶、鹿角胶等血肉有情之品。

2. 疏肝散瘀法

此法适用于骨折早期，见局部肿痛，胁肋不适，口苦，嗳气，苔薄，脉弦者。疏肝散瘀汤（柴胡、白芍、当归、郁金、苏木、生山栀、制香附、延胡索）主之。瘀血与肝经的关系，李东垣有"恶血必归于肝"之说，后世医家在实践中发现，肝气疏达对瘀血消散起着重要作用，先生主张骨折初期兼有肝经症状者，宜用疏肝散瘀汤。

除上所述外，先生治伤时对保养胃气亦甚为重视，伤药多为败胃之品，刺激性强的活血药，对脾胃虚弱之人，尤须慎用，先生或于补肝肾药中加入党参、陈皮之类，或活血治伤药与香砂六君等互用。诸如此类，亦可窥先生用药之一斑。

俞根初经验

俞根初，名肇源，根初为其字，以字行于世，因兄弟中排行第三，乡间咸称俞三先生。生于清雍正十二年（1734年），卒于嘉庆四年（1799年）。俞氏世居山阴（今绍兴县）陶里村，其先世祖俞亨宗公，曾为宋隆兴进士。至明洪武年间，由亨宗后裔俞日新迁居陶里，始操轩岐业，遂世代沿袭，迄根初已历十数代。根初行医近半个世纪，以擅治外感病闻名遐迩，其所著《通俗伤寒论》为后人推崇备至，为绍派伤寒之鼻祖。

一、俞根初治外感病特色

（一）凡伤寒病均以开郁为先

俞根初认为，伤寒为病虽千变万化，但究其因不过是一气之通塞耳，塞则病，通则安。故其在"六经治法"篇中提出"凡伤寒病，均以开郁为先"，并指出"如表郁而汗，里郁而下，寒湿而温，火燥而清，皆所以通其气之郁也"。将这一观点验之于临床，俞氏认为风邪自外而入，必先郁肺气，故治风宜宣气泄卫药，轻则薄荷、荆芥，重则羌活、防风，而杏仁、蔻仁、橘皮、桔梗尤为宣气之通用。寒邪为犯，除外寒宜汗、里寒宜温外，视其病变部位之不同，上焦佐生姜、蔻仁，中焦佐厚朴、草果，或丁香、花椒，下焦佐小茴香、沉香，或吴茱萸、乌药，以辛香开郁。俞氏的经验是，辛凉宣上药，轻则薄荷、连翘、竹叶、荷叶，重则香薷、青蒿，而芦根、细辛尤为辛凉疏达之佳品。俞氏谓："浙绍卑湿，凡伤寒恒多夹湿。"辨证重湿，施治主化，为俞氏治伤寒的一个特色。如治风湿，常以温散之品取微汗，通用羌活、防风、白芷，重则白术、苍术、麻黄、桂枝，以取"风能胜湿"之意。湿热以芳淡之品宣化之，通用蔻仁、藿香、佩兰、滑石、木通、茯苓、猪苓、茵陈、泽泻之类，重则五苓散、三石汤亦可暂用，取其辛香疏气，甘淡渗湿之意。燥邪为病，虽有凉燥、温燥之分，治有温润、凉润之异，但俞氏以为达郁宣气则一。郁火为患则宜发，发则火散而热泄，轻扬如葱白、豆豉、薄荷、连翘，升达如升麻、葛根、柴胡、川芎以发散之。

俗医治温病热证，往往急于清火，而忽于里滞。不知胃主肌肉，胃不宣化，即极力凉解，反成冰伏，俞氏之枳实导滞汤，用小承气汤合黄连、槟榔为君，苦降辛通，善导里滞，再佐以山楂、神曲疏中，连翘、紫苏宣上，木通导下，开者开，降者降，不透发而自透发。治心包气郁之证，俞氏以连翘栀豉汤清宣包络，疏畅气机。方中以清芳轻宣心包气分主药连翘，及善清虚烦之山栀、豆豉为君，臣以辛夷仁拌捣郁金，专开心包气郁，佐以轻剂枳壳、桔梗，宣畅心包气闷，以达归于肺，使以橘络疏包络之气，蔻仁末丌心包之郁。若只清热而不开郁，无异扬汤止沸，难以为功。其他如香苏葱豉汤疏郁达表，柴胡达原饮开达三焦之气机，使膜原伏邪外解等，亦为疏气达郁之良剂。

另外，俞氏这种重开郁的观点，我们还可从其反面——使用补法中得到佐证。如治凉燥后期，阳损及阴，肝血肾阴两亏者，俞氏用当归、肉苁蓉、熟地黄、枸杞子、鹿角胶、菟丝子等，甘温滋润以补阴，丝毫无阴凝阳滞之弊，其重疏达之意可见一斑。

（二）为邪留出路

俞氏祛邪的第二个方法是为邪留出路。俞氏的经验是以发表、攻里为先，认为"邪去正乃安，故逐邪以发表、攻里为先。"（"六经总诀"）他对发表、攻里的含义阐释道："余谓发表不但一汗法，凡发疹、发斑、发瘄发痘，使邪从表而出者，皆谓之发表，攻里亦不仅一下法，凡导痰、蠲饮、消食、去积、通瘀、杀虫、利小便、逐败精，使邪从里而出者，皆谓之攻里。"他指出发表法中发汗、发斑、发疹之不同，因其病位深浅而异。"邪留气分，每易疏透，轻则自汗而解，重则解以战汗、狂汗。邪留血分，恒多胶滞，轻则发疹而解，重则解以发斑发疮。"("六经总诀") 其具体方法还有外风宜散、内风宜息、表寒宜汗、里寒宜温、伤暑宜清、中暑宜开、伏暑宜下、风湿寒湿宜汗宜温、暑湿芳淡、湿火苦泄、寒燥温润、热燥凉润、郁火宜发、实火宜泻、阴火宜引。何秀山对此极为赞赏，说："此语极为明通，凡邪从外来，必从外去，发表固为外解，攻里亦为外解，总之使邪有出路而已，使邪早有出路而已……邪早退一日，正即早安一日，此为治一切外感证之总诀。"

俞氏在组方遣药时，充分体现了这一特点。如治邪热内陷心包之玳瑁郁金汤，方中除用介类通灵之玳瑁、幽香通窍之郁金为君外，使以山栀、木通引上焦之郁火屈曲下行，从下焦小便而泄，野菰根、竹叶、灯心、连翘心轻清透络，使火热、痰邪外达而神清。加减小柴胡汤，方中使以益元散滑窍导瘀，俾邪从前阴而出。导赤清心汤，方中以茯苓、益元散、木通、竹叶引其热从小便而泄，以童便、莲子心咸苦达下，交济心肾而速降其热。何秀山在该方的按语中说："是以小便清通者，包络心经之热，悉从下降，神气清矣。"又如蠲饮万灵汤，方中用芫花、甘遂、茯苓、大戟峻下逐水，使胸及胁腹之饮皆从二便而出。由临床验之，为邪留出路，诚不失为一个治病的好方法。

（三）分步逐邪法

俞氏认为认证确切后，下水结则甘遂、大戟，下瘀结则醋炒大黄，下寒结则巴豆霜，下热结则主大黄，"应用则用，别无他药可代，切勿以疲药塞责，药稳定而病反不稳定也"("六经用药法")。故俞氏治吐泻不止、腹痛昏闷、病热险急之干霍乱，急用涌吐法，以川椒五七粒和食盐拌炒微黄，开水泡汤，调入飞马金丹十四五粒，快速灌肠，使其上吐下泻，祛其邪以安正。但若寒热互见，虚实错杂，新感宿疾并见，病情繁复者，当视其轻重缓急，分步治之，而难度亦更大。

俞氏在"伤寒要义"篇中谓："人皆谓百病莫难于伤寒，予谓治伤寒何难？治伤寒兼证稍难，治伤寒夹证较难，治伤寒复证更难，治伤寒坏证最难。盖其间寒热杂感，湿燥互见，虚实混淆，阴阳疑似，非富于经验而手敏心灵、随机应变者，决不足当此重任。"俞氏从其临证得失中体会到"切不可一见暑病，不审其有无兼症夹症，擅用清凉"。暑湿乃浊热黏腻之邪，最难骤愈，治之初用芳淡，继用苦辛通降，方能收功。伤寒兼寒湿者，先予苏羌达表汤加苍术、厚朴，使其微汗以解表，继予苓术二陈煎，温中化湿以利溺，终予香砂二陈汤加焦谷芽、炒麦芽温运中阳以开胃。兼湿热者，先予藿香正气汤加冬瓜皮、冬瓜仁、丝通草，芳淡化湿以双解表里，继予增减黄连泻心汤，苦辛通降以肃清湿热，终予白术和中汤，加川石斛、谷芽，温和中气以开胃。内伤血郁、外感风寒之夹血伤寒，当活血解表为先，轻则香苏葱豉汤加减，重则桂枝桃仁汤出入；次下瘀血，轻则五仁橘皮汤合抵当丸，重则桃仁承气汤；俟瘀降便黑，痛热轻减者，可用四物绛覆汤，滋血活络以善后，或用新加酒沥汤滋阴调气以荄根。

（四）以通为补

俞氏祛邪的另一特色为"以通为补"。治妊娠伤寒，俞氏的治则是"疏邪解表，以治其标，扶元托散，以培其本。营虚者，养血为先，卫虚者，补气为亟，营卫两虚，温补并施"（"妊娠伤寒"）。但若孕妇见里热塞闭，大便不通，脉洪数者，俞氏主张治以三黄解毒汤（黄芩、黄连、黄柏、栀子、大黄）。妊娠而见热郁阳明，热极而发紫黑斑，脉洪数者，若不急治，胎殒在即，主以青黛石膏汤（青黛、鲜生地、生石膏、升麻、黄芩、焦栀子、葱头）。俞氏的经验是，"如用血分滋腻之药不效，又当审察，应下则下，惟中病则止，不可固执成法"。治产后伤寒身热，恶露为热搏不下，烦闷胀喘狂言者，抵当汤及桃仁承气汤主之。伤寒小产，恶露不行，腹胀烦闷欲死，大黄桃仁汤（朴硝、大黄、桃仁）主之。俞根初曾在"产后伤寒"篇中谓："以通为补，此皆庞安常之法也。"

俞氏治伤寒重祛邪的观点，与张子和的攻下理论很相似，但俞氏之祛邪法纯由伤寒出发，故更切于伤寒之治，亦更灵活。可以说，俞氏是张子和祛邪理论在治疗伤寒中的活用者、成功者，俞氏注重祛邪、强调透达的经验，为张子和攻下法增添了新内容。

二、俞根初治时病

扶正祛邪是中医大法，也是常法，由于各种疾病性质、地域、患者体质、医家用药习惯不同等因素，不同时代的医家对扶正祛邪治法有不同的理解和应用经验。俞氏不但在辨治时病理论上有创新而独树一帜，其诊疗思路也是匠心独运、别具一格。

（一）扶正重阳明

俞氏治时病扶正特重阳明，指出"伤寒证治，全借阳明""凡勘伤寒病，必先能治阳明"（"六经总诀"）。俞氏这一观点源于张仲景顾护胃气的学术思想，较陆九芝在《伤寒阳明病释》中提出的"阳明为成温之薮"的思想，更为完善和实用。

在具体临床应用上，俞根初说："邪在太阳，须借胃汁以汗之；邪结阳明，须借胃汁以下之；邪郁少阳，须借胃汁以和之；太阴以温为主，救胃阳也；厥阴以清为主，救胃阴也；由太阴湿胜而伤及肾阳者，救阳以护肾阳；由厥阴风胜而伤及肾阴者，救胃阴以滋肾阴，皆不离阳明治也。"又说："伤寒多伤阳，故末路以扶阳为急务；温热多伤阴，故末路以滋阴为要法。扶阳滋阴，均宜侧重阳明。"何秀山对此做了阐发："伤寒虽分六经，而三阳为要，三阳则又以阳明为尤要，以胃主生阳故也。若三阴不过阳明甲里事耳，未有胃阳不虚而见太阴证者，亦未有胃阴不虚而见厥阴证者；至于少阴，尤为阳明之底板，惟阳明告竭，方致少阴底板外露，若阳明充盛，必无病及少阴之理。盖少阴有温清二法，其宜温者，则由胃阳偏虚，太阴湿土偏胜所致；其宜清者，则由胃阴偏虚，厥阴风木偏胜所致。阳明偏虚，则见太阴厥阴；阳明中竭，则露少阴底板。故阳明固三阴之外护，亦三阳之同赖也。如太阳宜发汗，少阳宜养汗，汗非阳阴之津液乎？"故此，俞氏设九味仓廪汤以益气发汗，此方妙在参、苓、仓米益气和胃，协济羌、防、薄、前、桔、甘，各走其经以散寒，又能鼓舞胃中津液，上输于肺以化汗，即所谓"借胃汁以汗之"之意。其又设调胃承气汤缓下胃腑结热，其药较仲景调胃承气汤多姜、枣二味，以助胃中升发之气，秉"借胃汁以下之"之意。又借仲景小柴胡汤和解益气，俞氏特别欣赏方中参、夏、姜、枣、草和胃阴壮里气之用，"盖里气虚则不能御表，表邪反乘虚而入，识透此诀，始识仲景用参之精义。盖上焦得通，精液得下，胃气因各，不强通其汗，而自能微汗以解"。俞氏认为治法虽千变万化，但健脾胃必须时时放在首位，脾胃若不健，药又岂能收功？俞氏治阴虚火旺，心阴虚者，以阿胶黄连汤为主药；肝阴虚者，以丹地四物汤为主药；脾阴虚者，以黑归脾汤为主药；肺阴虚者，以清燥救肺汤为主药；肾阴虚者，以知柏地黄丸为主药；冲任阴虚者，以滋任益阴煎为主药。但若胃未健者，他则以先养胃阴为首要，洋参、燕窝、银耳、白毛石斛、麦冬等品为主药。在制方时，俞氏常顾及阳明，如清燥养营汤，方中以陈皮运气疏中，妨碍胃滞气，梨汁醒胃以增汁。在瘥后调理时，更重脾胃，俞氏认为瘥后遗症的药物调理，当分补虚、清热两项：补虚有两法，一补脾，一补胃，可以六君子汤、黄芪建中汤、叶氏养胃汤加减；清热亦有两法，初病时之热为实热，宜苦寒药清之，大病后之热为虚热，宜用甘寒药清之，二者有霄壤之殊。凡人身天真之气，全在胃口，津液不足，即是虚，生津液即是补虚。故其以生津之药合甘寒热之药以治感后之虚热，如麦冬、生地黄、牡丹皮、北沙参、西洋参、鲜石斛、梨汁、蔗浆、竹沥、鲜茅根之类，皆为合法，丝毫无苦寒之弊，其重阳明之意昭然若揭。

（二）祛邪贵出路

俞氏治时病祛邪的思路是为邪留出路，具体方法是发表、攻里。"邪去正乃安，故逐邪以发表、攻里为先。"其经验前文已述。此处不再赘述。俞根初治时病重祛邪的观点，与张子和很相似，但俞氏之祛邪法纯由伤寒出发，故更切于时病之治，亦更灵活实用。可以说，俞氏注重祛邪，强调透达的经验，是张子和祛邪理论在时病治疗中的活用，也为张子和攻邪理论增添了新内容。

大道至简。正虚邪侵是人体发病的根本原因，扶正祛邪是中医治病的根本大法，我们从俞氏治时病扶正祛邪扶正的学术思想中定能获得有益启示。

三、俞根初伤寒瘥后调理经验

瘥后调理，常为一般医生所忽略，而这与患者能否痊愈关系甚大。瘥后调理不慎，常易致复发而前功尽弃。俞根初对此十分重视，专设"瘥后调理"一节，其内容有药物调理法、食物调理法、气候调理法、起居调理法及情志调理法。

（一）清余邪，调脾胃

俞根初认为，"伤寒温热，大邪退后，余热未尽，元气已虚，胃虚少纳，脾弱不运"（"瘥后药物调理法"），当以清余邪、调脾胃为法。

瘥后浮肿，俞氏认为多由脾虚不能制水，治当实脾利水，焦冬术、茯苓皮、薏苡仁、杜赤豆、扁豆、山药、木瓜、车前子、泽泻之属治之，切忌消利。瘥后咳嗽，俞氏认为这是余热恋肺，宜滋养肺胃之阴，则其嗽自止，常用南沙参、麦冬、地骨皮、川贝母、川石斛、天花粉、茯苓、杏仁、桑皮、蔗汁、梨汁之类。病后自汗盗汗，虽然属虚，然温热病后，多由余热未清，灼津迫液外泄而然，慎勿骤补峻补，宜当归六黄汤加减，以育阴泻火，加西洋参、生地黄、麦冬、甘草、小麦、百合、竹叶、茯苓、莲心之类，清热养阴。瘥后发疮，乃余热淫于肌肉所致，照寻常疮症，温托妄施，或苦寒直折，断不能救，唯多服清凉解毒兼养气血药而能自愈。

俞氏还认为瘥后之余邪，毕竟是强弩之末，邪虽应清，但所选药与病初之清邪大不一样。初病之热为实热，宜用苦寒清之，而病后之热为虚热，宜用甘寒。俞氏经验得出，不欲食者病在胃，宜养以甘凉，《金匮》麦门冬汤或叶氏养胃汤主之。食不化者病在脾，治当温运，香砂理中汤、六君子汤主之。伤食者饮食自倍，肠胃乃伤，病在不及消化，停食指不论食之多少，或当食而怒，或当食时病在气结而不能化。治伤食重在食，或吐或下或消；治停食重在气，唯理气兼之以消，吐下之法不任。

（二）慎食忌，重食补

俞氏谓：伤寒温热之症，多属胃肠伏邪所致，胃肠已失其正常消化力，最宜忍饥耐饿，平卧安静，热退舌净无苔，始可渐进粥汤，渐进渐厚，不致转复。

进食之法，俞氏视舌苔渐净，即渐进谷气以扶正胜邪。其法，先用荷叶擦洗杓器，次用青竹叶带水一滚，倾去竹叶，止用净水一碗，次入嫩鲜芦根指大数寸，置汤中一滚，再去芦根，次入陈冬米研磨之粉，法以水搅和粉，澄去沉底粗者，只取上浮细者，入汤煎中，数沸后，粉糊已露，芦根、竹叶气清香入胃，能回清气退浊气，有湿化湿，有火清火，有痰清痰，如有燥粪，自能润下之。俞氏称此为"伤寒瘥后进食第一法也"。

俞氏还告诫病家，今之为父母者不知伤寒之利害，但狃于平昔之爱好，只记伤寒之不吃粥饭，而床头果品、枕边酸甜，一概不禁，不知此等滋味，一入胃肠，则稠黏胶结，反助胃火里邪，其害甚于谷气。故患者进食后，还应慎忌口。不但油腻腥发曲蘖炙煿熏灼脏腑者固宜禁绝，即瓜果生冷，凡能冰伏脾胃者，亦不宜入口。唯萝卜汤、陈干菜汤疏导肠胃，细芽菜运其精液，服之有益。

俟脉症相安，渐为减药，以谷肉果菜食养尽之。俞氏食补之法，但取其气，不取其味，如五谷之气养之、五菜之气充之，每食之间，便觉津津汗透，将身中蕴蓄之邪热，以渐运出于毛孔。若急以肥甘之味补之，则适得其反，其邪愈无外出之期。其所列食补中，雪梨生食清火、蒸熟滋阴，薏苡仁汤治肺热脾虚；淡莲子汤、芡实粥用于遗精泄泻，扁豆红枣汤专补脾胃，龙眼肉汤兼养心脾，鳇鲟鳔、线鱼胶（同猪蹄、燕窝、海参，或鸡鸭荤中煮烂，饮汁更佳）填精益髓；凤头白鸭乌骨白鸡补阴除热，猪肺蘸白及末保肺止血等。

（三）顺四时之气

人生活在大自然中，与大自然息息相关。四时寒热温凉之嬗递，是万物生长的催化剂，也是人体保持健康的重要保证。若六气太过成为六淫，或人们触风露寒、冒暑忍热，不但人易患疾，而瘥后则更易复发。《太素经》云："适寒温者，寒无凄凄，暑无出汗，居处无犯人邪，则自身安矣。"故俞氏谓："前贤知摄生者，卧起有四时之早晚，兴起有至和之常规制，调养筋骨，有偃仰之方法，节宣劳逸，则有予夺之要则，温凉调节合度，百病不生。"（"气候调理法"）其具体方法有以下几方面。

春三月，此谓发陈，天地俱生，万物以荣，病后调养，当此春日融和之际，宜处园林宽敞之处，用摅滞怀，以畅生气，不可兀坐久卧，以郁生化。天气寒暄不一，不可顿去棉衣，逐渐减服，稍寒莫强忍，即仍加衣，不可令背寒，寒即伤肺。春夜卧时，间或用热水下盐一撮，洗膝上下至足方卧，能消风邪、利脚气。

夏三月，此谓蕃秀，天地气交，万物花实。试看草枯木落，其汁液尽消竭于夏季，故一岁唯夏为疾病之生死关。夏季之病，较别季为独多，夏令调养，尤当谨慎。不论无病病后，如平居檐下，过街棚、弄堂、无窗屋内，弗纳凉夜卧，勿露卧，勿有汗当风而卧，勿使人扇风取凉，虽大热，不得吃冰水、凉粉、冰淇淋、冷粥及一切生冷煎炒炙煿肥腻甜辣诸物，勿用冷水洗面。伏热在身，烈日晒热之衣及汗透之衣，皆不得便穿。饱腹受寒，必起霍乱，莫食瓜茄生菜，腹中方受阴气，食凝滞之品，多为痞积，若患冷气痰火之人，尤宜忌之。

秋三月，谓之容平，天气以急，地气以明，不宜贪取新凉。凡人五脏俞穴，皆会于背，酷热之后，贪取风凉，此中风之源也。故背宜常暖护之。凡清晨睡醒，闭目叩齿咽津，搓手熨眼，可以明目。

冬三月，此谓闭藏，天地闭藏，水冰地坼。当闭精养神，以厚敛藏。如植物培护于冬，至来春方得荣茂，此时若戕贼之，春升之际，下无根本，枯悴必矣。调理之法，有痰宜吐，心膈多热，所忌发汗，恐泄阳气。宜服药酒滋补，寒极渐加棉衣，不得频用大火烘炙，手足应心，不可以火炙手，引火入心，使人烦躁。不宜早出犯霜，勿多食葱，以防发散阳气。

俞氏的四时调摄法，不但病后之人十分适宜，即使无病防病亦颇为可取。

（四）洁身体，勤摩擦

俞氏谓："吾绍之病家，一病之安危，多有责之于医，不知侍疾者对于患者，往往居处不合理，身体不清洁，寒温不适宜，卧起不定时，不但无助医家治疗之能力，实则助长病菌之孳生。"（"起居调理法"）

居处宜宽敞宁静，空气流通，阳光充足。室中灯火，尤宜少燃，而绍地病家习惯，凡病伤寒时疫，素重迷信，最怕鬼祟，不但夜间红烛高烧，即日中于病室床内，亦必以多燃灯火为阳光。而满屋皆侍病之人，骈肩并足，交头接耳，七口八啐，汗雾交流，即使无病之人，久居此室，亦必头目昏晕，胸膈气闷，况在患时病之人乎？口鼻之所吸受，肺胃之所浸淫，往往轻者重，重者即死。

病后乏人，面要常擦，能使容颜光泽，血气流通，日常宜揩，每静时宜常闭目，能清心安神，或用两指背两相摩擦，能祛火，齿宜常洗擦，以去口秽，腹要常摩，使腹食消磨，秽浊不结，足要常搓，常搓涌泉穴，能祛风湿，健步履。凡患患者之衣服，必须间日更换，卧床被褥，尤须清洁，即"洁身体，勤摩擦，皆为病后调和血气法也"（"起居调理法"）。

另外，应留意的还有，卧讫勿留灯烛，凡眠先卧心，后卧身，卧讫勿张口，久成消渴及失血，不得久眠，令人失气，食后勿就寐，夜卧勿覆其头。

最后，俞氏还告诫患者应注意情志调摄。凡费力、劳心、过喜、过怒、多言多动，皆能致复。应除思虑，节言语，戒嗔怒，静心和气，使患者目见耳闻，心悦诚服，有益康复。

（本文所引俞氏所言均出自《重订通俗伤寒论》，1955年
杭州新医书局出版）

章虚谷学医心路

章楠，字虚谷，古越会稽人（今浙江绍兴），是清乾隆至道光年间一位很有学术成就又很有个性的医家。他给人们留下了不同凡响的三部著作：《医门棒喝（初集）》，以下简称《初集》；《医门棒喝（二集）》，以下简称《二集》，又名《伤寒论本旨》《活人新书》；《灵素节注类编·医门棒喝三集》（以下简称《三集》）。张仲景是辨证论治的创导者和实践者，但明确提出"辨

证论治"一词的第一人则是章虚谷。"可知景岳先生不明六气变化之理,辨证论治岂能善哉?"(《初集》卷二·论景岳书)。《内经》奠定了中医体质学说的基础,但集中医体质学说大成的第一人也是章虚谷。他明确提出:"以人体质不一,受邪虽同而病变不同"(《初集》卷一·条例),并首次将人分为阳旺阴虚之质、阴阳俱盛之质、阴盛阳虚之质、阴阳两弱之质四种类型。至于其评河间、丹溪、景岳、鞠通之得失,辨温病、伤寒之异同,详火湿二气合而为暑的致病特点,亦大有补于杏林。《初集》《二集》《三集》不但全面反映了章虚谷的学术思想和学术经验,而且记载了其学医、从医的许多信息。

一、学医目的——尽吾心力

虚谷自述向因多病,究心医理,曾远走粤、燕、京、苏等地,南北足迹所涉,凡同业绩学者,莫不咨访纠正。他笃嗜性命之学,于医溯流穷源,力究十余年,未得其绪,而志益锐;又潜心十余年,始有左右逢源之乐。虚谷学医的目的是"尽吾心力",他把学医比作以竹筏济人,"譬如春雨山溪骤涨,行人趑趄,余适有竹数竿,急为作筏,虽不能济多人,亦尽吾心力而已"(《初集》卷一·自题)。同时,他把学医看作是自己的所好,不觉其苦,"当其好也,无不发愤忘食,乐而忘疲,不知老之将至者,余好在此,自觉可乐,未见劳苦也"(《初集》卷一·自题)。虚谷学医的目的,与仲景"上以疗君亲之疾,下以救贫贱之厄,中以保身养全"(《伤寒论·自序》)、孙思邈"凡大医治病,必当安神定志,无欲无求,先发大慈恻隐之心,誓愿普救含灵之苦"(《备急千金要方》卷一)有相似之处也有不同之处,但更实在、更能打动人。以虚谷"尽吾心力""余好在此，自觉可乐"的心态励人自励，是大有现实意义的。目前医学院校偏重于医学知识之传授，忽视励志教育的现况，应引起高度重视。

二、学医方法——通医之理

虚谷以为"天地之大，事物之变，莫可涯矣。究之，一理而已。见其理，则触处皆通；昧其理，则动多窒碍"（《初集》卷一·自序），提出"非格致诚正之功，不能通医之理"（《初集》卷一·自序）。虚谷尊《灵》《素》发明天人合一之理，以卫身心性命为医经之源，认为仲景绍圣轩岐、本《灵》《素》，作《伤寒杂病论》为方书之祖，其下最服膺的是叶天士，赞美叶氏"临证之顷，随病设施，揭其理蕴而因时制宜，无法不备。如造化生物，无迹可求，各得自然之用，与千百年前之仲景心心相印而得其真传"（《初集》卷一·自序）。因此，虚谷认为学医之方法，于诸家之说"要在读者因流溯源，知其理之所归"（《初集》卷一·自序），当"舍其短而用其长，随时取益，变化无方而理无不合矣"（《初集》卷一·自序）。简言之，通其理而已。欲通医之理，先需明白以下几个理。

其一，明阴阳关系之理。《易》曰："一阴一阳之谓道。"阴阳学说是中医理论的基础，当年余云岫欲废止中医就是从批阴阳学说开始的。阴阳学说说其实，却是看不见摸不着；说其虚，临床上辨证处方却处处离不开它。因此，如何认识阴阳关系，是阐释中医之理、运用中医之理的基础和关键。虚谷将阴阳之间的关系表述为"夫阳昌阴随，为造化自然之道。故阳能帅阴，而阴赖阳之煦通以生长；阴能和阳，而阳借阴之翕合以固密。此阴阳自然之性能，所以经言阳强不能密，阴气乃绝，阴平阳秘，精神乃治也"（《初集》卷三·平心论）。因此，临床所见病证，或当扶阳，或当抑阴，唯随宜而施，不能执一定之法。

其二，治病之理，贵在辨证论治。虚谷认为"理有一定而法无定，法有定而方无定，方有定而病无定也"（《初集》卷一），赞赏仲景有是证用是药，必详辨脉证而后始立一方，又反复辨其疑似异同，则方药随宜变换，"治病制方固难，而辨证尤难也"（《初集）》卷三·平心论）。他认为后世医家则不然，不详脉证，但题病名，如云伤寒者用某方、伤暑者用某方、兼某病用某方，导致后学不知辨证，记诵方歌若干，每临一病，遍试其方，如此能幸中者鲜矣。如此导致的后果是，"既以诸家之书，辞义浅近而易读，则反以圣经为宜古不宜今，终身不曾寓目而亦终身称为医者"，"医道如斯，亦可谓扫地矣"（《初集）》卷三·平心论），故曰"方书日富，则圣道日晦"（《二集》卷一·自序）。虚谷提倡"每临一病，胸无成竹，惟审其虚实、阴阳、表里、寒热，设法制方，求其合病而止；药虽不同，古方法度，自然合古。如叶氏医案之所以为传仲景心印者，正因其善能变化而无丝毫执滞，仍不出圣道法度故也。学者必由是而学也，方为医道正宗，否则尽是旁门左道"（《初集》卷三·平心论）。这既是当时的医门棒喝，也是今日的医门棒喝！

其三，制方之理。《内经》有七方之制，曰大、小、缓、急、奇、偶、复；徐之才推广其义，设为十剂，曰宣、通、补、泻、轻、重、滑、涩、燥、湿。虚谷指出，方药治病的奥秘在于以药之偏救病之偏，以药之性适人之表里、阴阳、虚实、寒热，"要妙者，药性气味也；配合制度，实不外阴阳五行之理耳"（《初集》卷二·方制要妙论）。他认为，"夫人禀阴阳五行之气以生，气有偏驳则病，药得阴阳五行之偏，是故以偏治偏，必归于平而后病愈"，"无不以药性气味之阴阳合乎人身表里阴阳虚实寒热者，是故投无不效，而七方十剂之法，亦尽具于中"（《初集》卷二·方制要妙论）。详辨感病之因、人之体质、药性气味，方药随宜变换，则制方之理得矣。

辨证论治是中医治病的特色，目前有模仿西医模式流行专方治专病，设立对照组的大样本研究，作为一种探索方法，本无可非议，但若以此为尊，贬低个案的价值，这种思潮值得警惕。

理伤续断一得录

三、学医态度——知我罪我皆我师

田乐川谓"章子性恬淡，不屑奔竞形势，向游于粤，当道多折节交之，章子遇之泊如。其待人宽恕，行事磊落，未尝稍有苟且"（《初集》卷一·田乐川叙文）。方步范谓其"性恬淡，不为利动，不为势摄"（《遂初轩医话》卷上《名医补传》）。其从医虚怀若谷，以为"医理渊微，愈辨驳则愈明显"（《二集》卷一·自序）。他自号斋名为知非轩，信孟子"尽信书不如无书"之言，敢于独立思考，发表不同意见，常谓"知我罪我，皆我师也"（《初集》卷一·自题）。但他对别人的评述多言之有据，且长短不袒。

虚谷评河间论六气皆从火化，认为只可论六气之邪，未可论病，以人体质不一，受邪虽同而病变不同，概用凉药则误矣；认为丹溪"阳常有余，阴常不足"论，与景岳"阳常不足，阴常有余"论，不过发明一节经义，而非全经之理；因《景岳全书》影响深远，故评之尤详，批之尤深，但又谓"景岳所论阴证似阳、戴阳、格阳等证，诚有发古未发之功，学者必当参悟其理。悟理方能辨之，真自不可因其所短，而没其所长也"（《初集》卷三·平心论）。

他评吴鞠通风温、瘟疫不分，伏气一证亦不分晰论列，《素问》"秋伤于湿"之"湿"字，臆解穿凿，大乖义理，但又谓"吴鞠通先生《温病条辨》论药性气味功能，甚为精细；其卷后论泻白散之弊尤确，余亦屡见有混用桑皮反引外邪入阴，咳嗽不已者，地骨皮亦然，临证者不可不审也"（《初集》卷一·条例）。

《初集》卷一"史善长叙"记载：有延先生诊病，侍者磨墨未竟，疾书方，掷笔起，主人趋而尾其后，问病轻重及饮食所宜，匆匆数语登舆逝矣；有服先生方而效者十二三，服之不效者亦十二三，服之而危且殆，至不救者十三四；有人因之询先生，漫曰彼本不治之证，余药冀生之命不济！其所载医案中有成功者，对不效者也翔实记录。对痘证初起者诊之少，也不讳言，因痘证初起者多在儿科医处诊治，转其所诊之小儿，多为他医治之无效者。

虚谷求真求实的学风和勇气、宽阔的胸怀、直率的个性，与人云亦云、对学术权威不敢质疑者相比，真是鲜明的对照。

我们研究古代医家，了解其生平事迹，挖掘其学术思想及学术经验，探索其学医之路，目的是古为今用，为当下服务，这是我们的使命所在、方向所在。下面谨以虚谷之语与诸君共勉：

"非有聪明特达之资不能悟其理，非有沉潜力学之功不能精其术，非有仁慈恻隐之心不能善其用，非有不忮不求之量不能行其道。然则医岂易言哉！若无实学而幸窃虚名者，是造孽也，非行道也。"（《三集》自序）

参考文献

胡宝书经验

胡宝书，名玉涵，别名治安，宝书为其字，浙江绍兴菖蒲溇人，生于1869年7月，卒于1933年1月，为浙江省近代著名的温热病大家，"绍派伤寒"之中坚人物，有"小叶天士"之称。

一、胡宝书治时病用药特色

先生处方用药，粗粗看去似平淡无奇，细细玩味则可见其灵思妙机叠出，用心良苦。

（一）轻可去实

宝书先生运用轻可去实法，其意义有二：六淫之邪初无形质，以气伤气，首先犯肺，必用轻药乃可开通，汗出而解。此其一。他医用斤剂所不能愈之症，先生恒用轻剂起之；他医治盘根错节之重症，常须十几味，乃至几十味，先生则寥寥数味就能收效；他医需用名贵稀罕之品，先生则用普通常见药亦能获功。此其二。

黄某，病经十余日，身尚躁热，苔色黄腻，神呆目定，脉刚而数，烦躁呓语。邪陷入里，蒸迫脏腑，口燥气逆。此是大危之象。

金银花、连翘、焦山栀、钩藤各三钱，寒水石、六一散（包煎）各四钱，竹叶三十片，紫雪丹二分（冲）。

本案系热邪内陷，蒸迫脏腑之重症。烦躁呓语、躁热苔黄，为热邪亢盛之象，口燥气逆，为阴液受灼之兆，故称"大危之象"。此时，邪盛正虚，如用重剂攻下，则病未必去，而正已随之亡；若先用补益以扶正，则因湿热内滞，不但不能达养正之目的，反有助邪之弊。面对如此复杂危急之证候，宝书先生不慌不忙，胸有成竹。以寒水石、六一散、山栀、竹叶清热泻火解毒，直折其势，紫雪丹、钩藤息风镇惊而开窍，再借金银花、连翘清透之力，使内陷之邪外达，邪去而正复。清代周声溢《靖盦说医》中谓："无病之人，调理补养药品，不嫌其多。"又说："若有病之人，则不可不简，多病之人，尤不可以不简，只看其病之发于某家，单刀直入，直捣其巢。病在东而源在西，病在彼而源在此，删除枝叶，擒贼擒王，无枝枝节节而为之，则乌得而不简乎？"方中用药不过八味，药量轻则几分，重亦不过三四钱，此乃"绍派伤寒"用药之特色。药物轻清，能拨动气机，制方精切稳健，能中病应验。

不过，宝书先生对轻以去实法的应用，也是辩证的。如对贵重药品的使用，认为可代则代之，非用不可则用之。他说："余每在热病伤津方中以西洋参与白毛枫斗相配，煎汤代茶，作为益气润肺、清养胃阴、生津增液之举，服后确有显效。唯此二味价较昂贵，或用珠儿参代西洋参、鲜铁皮石斛代白毛枫斗，生津增液有余，兼可泻火，益气润肺之力不足耳。"又说："余用羚羊角，取其尖端，所虑者，此品物稀而价昂，必须审证确切，救危之机，或研粉先吞，或另煎先服，投之神效。"

小方能起大症，平淡之剂可见神奇，宝书先生能臻此化境，全赖学有根底，巧思独运也。

（二）灵以应变

临床所见病症千变万化，有顺传逆传，有合病并病，全凭医家灵以应变。宝书先生于"灵"字处颇见功夫。如湿热为患，本已缠绵难愈，若再有夹证，则更难治。宝书先生谓："湿热夹食者，务消其食；夹痰者，务化其痰。否则邪有所恃，热不易退，湿不易去，病多反复。"湿热可由饮食不节而起，湿热内滞，脾胃运化受阻，又每易致食积之证，故湿热夹食者最为常见。先生专设消食化滞方，药用山楂炭、建曲、莱菔子、藿梗、川朴、陈皮、焦山栀、滑石等。该方乃保和丸之变法，所不同者，加川朴、焦山栀、滑石促使中焦之湿食得化而下泄，既利小便以泄湿浊，又通大便以导食积，方中不用峻药攻下，无伤正之虞，且能去除因湿去不尽而遗留复发之祸根。先生常用的消食开胃导滞药有百草曲、建曲、鸡内金、广郁金、山楂炭、莱菔子、川朴、陈皮、姜半夏、广木香。

王某，冷痧夹食。腹痛，胸闷，肢冷。治宜散痧消食。

广木香八分，川朴、陈皮、鸡内金、姜半夏、省头草各一钱半，百草曲、广郁金（生打）各三钱，藿梗一钱。

方中川朴、木香、藿梗、广郁金、省头草温燥利湿散痧，鸡内金、半夏、陈皮、百草曲消食健脾和胃。

对湿蕴夹表，宝书先生主张解表利湿，希冀汗出而解。他认为如药后无汗或汗而不畅，将来即成湿温之正局。常用薄荷、荆芥疏表透邪，再以川朴、半夏、滑石、大豆卷、黑山栀、连翘壳、荷叶之属清热利湿。

下利多因湿热，下利易致阴亏，对下利兼有阴亏者，清利则阴益伤，养阴则邪愈闭，殊属棘手。宝书先生师仲景猪肤汤之意，并加以化裁。

理伤续断一得录

茹某，下利咽痛，口渴心烦，尺脉数疾。此热邪内耗少阴之阴。治宜猪肤汤加减。

猪肤四两（煎汤取清汁），白蜜二匙（冲），知母、生地黄各三钱，黄连、生甘草各一钱半。

方中猪肤甘而微寒，润燥入肾，白蜜能清虚热，润燥以止咽痛，知母、生地黄、黄连并用，清化利湿而不燥，养阴扶正而不腻。全方祛湿热而不耗阴，利止而病安。

宝书先生治湿热过甚，不能纳食之噤口痢，以冬瓜仁、石菖蒲、丹参、川连、砂壳、荷叶化湿开膈醒脾以祛内蕴之邪，太子参、茯苓、石莲子、陈粳米益气健脾而补已耗之气，祛邪扶正相互协调，有机结合，共同为力。

宝书先生灵以应变的睿智，还体现在同病异治的组方遣药上。如清热解毒方与清咽利肺方均为治疗咽喉肿痛之方，前者为治热毒蕴喉所致之暴肿而水饮不入，后者用于痰湿内阻之咽痛而咳嗽痰多。二者症虽同而病因各异，故遣药亦各有千秋。清热解毒方以紫草、玳瑁、金银花、连翘、绿豆衣清热解毒，重用板蓝根、金锁匙清利咽喉，药性专一，解毒之力宏。清咽利肺方，用玄参、板蓝根、焦山栀、连翘清利咽喉，桔梗、杏仁、橘红、象贝宣肺化痰，更加僵蚕以增豁痰利咽之力，重点在化痰利咽。又如化湿醒脾方与清养胃阴方，同治病后胃纳不振：前方治脾，因脾运受阻，不思纳谷；后方治胃，胃阴受戕，饥不欲食。一由于湿困中州而伤脾，一由于热病耗津而伤胃阴，脾胃虽相关联，然治法总有别。故化湿醒脾方用茅术、半夏、陈皮、茯苓、通草、薏苡仁化湿健脾，加大腹皮以宽膈消食，配佩兰以苏胃气，重在化湿治脾。清养胃阴方用银柴胡、秦艽散余邪而清余热，用带皮苓、扁豆衣、冬瓜仁、仙半夏、石斛以助运化而清养胃津，俾热退而纳增，功在清润治胃。两方同中相异、异中有同的微妙变化，足可显示先生灵以应变的用药特色。

（所引诸方选自胡宝书先生所著《伤寒十八方》抄本，医案来源为手抄本。）

二、胡宝书治湿经验

胡宝书先生为"绍派伤寒"之杰出代表，以善治时病著称，于治湿一法尤有心得。

宝书先生认为绍地气候温热，地处卑湿，不但真伤寒少见，纯粹之温热亦不多见，所致外感多夹湿邪为患，因此，治时病当化"湿"为先。他认为"治湿先须治气，气化则湿自化。湿之所以停滞者，皆因气之不运，运之则湿焉能留！运气之法，叶氏最精，即辛苦淡并用，上中下同治是也。"先生将上中下同治，归纳为"宣、运、导"三法，并阐释道："上焦宜宣，开肺气，疏腠理，甚则开窍，均属宣之范畴。中焦宜运，燥湿，化湿，开膈，快脾，均可归纳于运之中。下焦宜导，渗湿，导湿，旨在分利小便，即古人'治湿不利小便，非其治也'之义。"先生认为湿喜归脾，脾属太阴，与胃同居中央，为运化之枢纽。脾胃有病每见胸膈痞闷，纳少肢倦，湿去则脾运，脾运则胃苏，水谷之道路畅通，得谷者昌，此培后天本也。为此，先生告诫说："湿犯中焦，实则阳明，虚则太阴，此乃人所共知；而中宫为运化之枢机，不利则全身之气化皆不行，上下焦之湿亦因之而凝滞，故治湿虽须宣上、运中、导下并用，尤以运中为先，此乃人所未尽知也。"宝书先生所著《伤寒十八方》中有两方治湿：疏表散邪方，方中淡豆豉、桑叶、薄荷发散透热，使邪从汗解，焦山栀与厚朴温开而凉泄，陈皮助厚朴温燥散满、理气化湿；祛暑调中方，用青蒿、六一散配焦山栀，意在清热解暑，走下焦、入膀胱，促使湿热从小便而出，枳壳、郁金、瓜蒌宽胸开膈以调中，实为清暑泄浊、调畅气机而设，方中宣、运、导三法有机结合而又各有侧重。

　　周学海在《读医随笔》中指出："凡治病，总宜使邪有出路。宜下出者，不泄之不得下也，宜外出者，不散之不得外也。"宝书先生深明其义，针对当时湿热证，治疗时喜寒清而畏寒泄，而对于寒湿证，治疗则喜温补而畏温通之弊，于治湿证特设透湿达邪法，分清透、凉透、宣窍透邪，俾湿由内达外而去，可补宣、运、导三法之未备。先生特设以下方剂：①化湿透热方，主治湿遏热伏，不得外达，见身热不扬、胸膈痞塞等症。方中枳壳、瓜蒌皮、郁金破气解郁、散痞宽中，夏枯草、绿豆衣、连翘、淡竹叶既清又透，再配焦山栀、晚蚕沙理三焦之湿。诸药共力，使湿有出路，而热亦随之而去。②清营凉血方，主治热入营血，见心烦不寐、身热夜甚、舌绛脉数等症。虽热入营血，逼近心包，当务之急为清营凉血，以恐动血耗血，然仍未忘透湿。方中鲜生地拌捣大豆卷、郁金、牡丹皮，清热化湿，凉中兼透，并配金银花、连翘、焦山栀、瓜蒌皮、卷心竹叶、灯心清心泄热。③宣窍透邪方，主治邪闭心包，见身热自溺、神昏谵语、角弓反张等症。其病机有二，一为浊痰蒙窍，一为热盛动风。方中重用细辛、石菖蒲急开其窍，半夏、枳壳、天竺黄豁痰，僵蚕、钩藤息风，金银花、连翘、瓜蒌皮、焦山栀、益元散泄热透湿而祛邪。宝书先生还认为临床遇到湿热不扬、病程湿滞不愈者、发痦者、蒙闭者，或高热持续不退者，尤应注意运用透湿祛邪法。先生在清气泄热方后注释道："方中寒水石清热泻火虽为主药，倘若见患者痦疹隐隐，则当去寒水石之凉遏，改用桔梗、杏仁、银花之属，以利宣透肺气。"而桔、杏、银能助方中之焦山栀、益元散、瓜蒌皮透湿而祛邪。宝书先生常对学生说，透湿祛邪法若应用恰当，每能收意外之功，不能等闲视之。

温病家都认为留得一分阴液，即有一分生机，在治疗热病过程中十分重视保护患者津液。温病多兼湿，化湿药多为香燥之品，易伤津耗液，若欲养阴，滋腻之物又碍湿。如何既能化湿，又能保护津液，是一个颇难解决的棘手问题。宝书先生所言卓尔不群，颇有见地："南方偏热，阴液常苦不足，故香燥峻利、伤津耗液之品务须慎用，率而误投，则亡阴动风之险立至，救之不易，诚不如保之为妥也。南方又多湿邪，中宫常苦不运，故阴柔滋腻、呆脾滞胃之品务戒勿用，否则健运失职，生气日索，即药力亦未能运至病所，欲病之愈，不亦难哉！"故先生所选之化湿药多为连翘、山栀、瓜蒌皮、枳壳、郁金、碧玉散、藿香、陈皮、茯苓、六一散之类，既无香燥耗液之虞，亦无滋腻碍胃之弊。治疗热病后期阴津匮乏者，先生常用清养胃阴方，方中银柴胡、秦艽散余邪而清余热，带皮苓、扁豆衣、冬瓜仁、仙半夏、川石斛助运化而清养胃津。先生谓：处理好了化湿与保阴的关系，则绝无伤津之忧。其独具匠心的化湿经验，足堪后人玩味。

张景岳防疫治疫经验述要

张景岳为明代著名医家，越医魁首，13岁随父寿峰公至京，性颖慧，负经世才，中年从戎，走游燕冀，履碣石，出山海关，过鸭绿江，因不俯首求合，落落难偶，遂浩歌解甲，沉潜轩岐之学，悬壶济世，其制新方八略八阵，用药如用兵，为医坛留下佳话。景岳认为瘟疫是有传染性的伤寒，"瘟疫本即伤寒，无非外邪之病，但染时气而病无少长率相似者，是即瘟疫"（《景岳全书》卷之十三性集·杂证谟·瘟疫）。笔者将其防疫治疫经验概括为避疫五法、三大原则、治疫六法。

一、避疫五法

1. 隔离法

景岳认为疫疠致病，"一人不愈，而亲属之切近者，日就其气，气从鼻入，必将传染"，最有效的方法是相互隔离，"其相对坐立之间，必须识其向背"。

2. 焚香佩香法

焚烧降真香，小儿亦可佩戴。"治天行时气，宅舍怪异，用降真香烧焚，大解邪秽，小儿戴之，能解诸邪，最验。"降真香又名降香，为豆科常绿小乔木降香檀的根部心材，有活血散瘀、止血定痛的功效。《海药本草》载："主天行时气。"

3. 嚼福建香茶饼

《松峰说疫》载："以福建香茶饼，不时嚼口中，大辟伤寒瘴气秽恶。"福建香茶饼组成：沉香一两，白檀一两，儿茶二两，粉草五钱，麝香五分，冰片三分。制法：上药研细末，糯米汤调为丸，如黍大。功能主治：辟一切瘴疫、伤寒，秽气。服法：嚼化。

4. 雄黄末涂鼻孔

景岳认为，以雄黄末涂鼻孔中，行动从容，察位而入。凡入病家，此亦医人之不可不知也。

5. 节欲节劳

景岳言：瘟疫避之之法，唯在节欲节劳，或于房室劳倦之后，尤不可近，仍勿忍饥以受其气，皆要法也。他认为在饥饿或劳累时，人体卫外功能不足，此时最易被疫邪侵袭。

二、三大原则

1. 病宜速治

景岳认为疫邪致病，"一人不愈，而亲属之切近者，日就其气，气从鼻入，必将传染，此其病之微甚，亦在乎治之迟早耳"（《景岳全书》卷之七须集·伤寒典·病宜速治）。故凡作汤液，不可避晨夜，觉病须臾，即宜速治，则易愈矣。若犹豫隐忍，数日乃说，致使邪气入深，则难为力矣。唯小儿女子，则为尤甚。速治之法，遵仲景之训，凡发汗温服汤药，其方虽言日三服，若病剧不解，当促之，可半日中尽三服，即速治之意也。若其势重，当一日一夜，二十四小时密切观察，一剂未退，即当复进一剂，最难者不过三剂，必当汗解。若其有汗不得出者，即凶候也。

2. 法贵圆通

景岳认为瘟疫"可见病多变态，执滞难行，惟贵圆通而知其要耳"（《景岳全书》卷之十三性集·杂证谟·瘟疫）。如寒热是瘟疫染病的常见症状，但其寒热有阴阳之不同。治阳证热证者，即冬时亦可清解；治阴证寒证者，即春夏亦可温散。治宜因证因时，尚须因人，无成规可守。

3. 汗法有六要五忌

景岳将治瘟之法归纳为汗、补、温、清、吐、下六法，而尤以汗法为最紧要，因"伤寒之愈，未有不从汗解者，故法虽有六，汗实统之"。其汗法六要为：汗由液化，其出自阳，其源自阴。若肌肤闭密，营卫不行，非用辛散，则玄府不开而汗不出，此其一也。又若火邪内燔，血干液涸，非用清凉，则阴气不滋而汗不出，此其二也。又若阴邪固闭，阳气不达，非用辛温，则凝结不开而汗不出，此其三也。又若营卫不足，根本内亏，非用峻补，则血气不充而汗不出，此其四也。又若邪在上焦，隔遮阳道，不施吐涌，则清气不升而汗不出，此其五也。又若邪入阳明，胃气壅滞，不以通下，则浊气不解而汗不出，此其六也。凡此者皆取汗之道，是即所谓六要也。

　　汗法五忌：一曰热在表者，内非实火，大忌寒凉，寒则阴邪凝滞不散，邪必日深，阳必日败，而汗不得出者死。二曰元气本弱，正不胜邪者，大忌消耗，尤忌畏补，消耗则正气日消，不补则邪气日强，消者日清，甚者日甚，而必不能汗者死。三曰实邪内结，伏火内炎者，大忌温补，温则愈燥，补则愈坚，而汗不得出者死。四曰中虚气弱，并忌汗诸条者，大忌发散，散则气脱，气脱而汗不能出，气脱而汗不能收者死。五曰病非阳明实邪，并忌下诸条者，大忌通泻，泻则亡阴，阴虚则阳邪深陷，而汗不得出者死。此即所谓五忌。

　　景岳谓："能知六要而避五忌，伤寒治法尽于是矣。第假热者多，真实者少，能察秋毫于疑似，非有过人之见者不能也。"（《景岳全书》卷之十三性集·杂证谟·瘟疫）

三、治疫六法

1.汗散法

　　（1）平散法：适应证为但有外证，内无寒热，元气无亏者。代表方为正柴胡饮，此外如十神汤、参苏饮，皆可酌用；若感四时瘟疫，而身痛发热，及烟瘴之气者，宜败毒散，或荆防败毒散。

（2）温散法：适应证为寒邪外盛，内无热证，元气无亏而气清受寒。代表方为二柴胡饮。若寒甚表实者，唯麻桂饮为最妙。此外，如五积散、麻黄汤、桂枝汤、小青龙汤、葛根汤、圣散子之类，皆可酌用。

（3）凉散法：适应证为外热里亦热，脉证俱阳，烦渴喜冷，元气强实。代表方为一柴胡饮。若内外俱热，或为热泻者，宜柴芩煎；表里俱热而兼斑疹者，宜柴葛煎。

（4）补散兼施法：适应证为感邪而兼营卫不足、血气不充。景岳谓："用药如用兵，兵进而粮饷不继则兵覆，攻病而元气不继则病覆。故治虚邪之宜散者，必当先本后末，此其最要者也。"若寒邪在营，肝脾血少，邪热不退者，宜三柴胡饮，或归柴饮。若寒邪在卫，脾肺气虚，表邪不解者，宜四柴胡饮。若脾胃气血不足，邪热不解者，宜五柴胡饮。若邪在半表半里，往来寒热，而微见气虚者，宜小柴胡汤。若温暑大热大渴，津枯液涸，阴虚不能作汗者，宜归葛饮。若寒邪深入，而阴中阳气不足，或背恶寒者，必难散解，非理阴煎不可。若中气大虚大寒，身热恶寒，或大便溏泄，而表邪不能解者，非大温中饮不可。

2. 补虚法

景岳认为"伤寒偏打下虚人，且今人虚弱者多，强实者少，设遇夹虚伤寒，而不知速救根本，则百无一生"。景岳的经验是凡用补之法，但察其胸膈何如。若胸腹多滞者，未可补；年壮气实者未可补；若气本不实，而胸腹无滞，则人参、熟地黄之类放胆用之。

（1）平补法：适应证为气血俱虚而邪不能解。代表方以五福饮为主，而随证加减用之，或大补元煎，或六物煎，或十全大补汤皆可用。

（2）补阴法：适应证为伤寒精血素弱，或阴中阳气不足，脉细弱而恶寒。此时必须大助真阴，则阳从阴出，而表邪自可速解。代表方为理阴煎加柴胡、麻黄之类。若阴虚发热，面赤口渴、烦躁、脉浮洪无力者，宜六味地黄汤大剂与之。

景岳还告诫说，攻法见效速，补法见效缓，要有定力；对虚久畏药者，只宜独参汤，或浓或淡，或冷或热，随其所好，时时代茶与之，连日勿间，使其营气渐复，则邪气渐退，大有回生之妙；若药后察其脉，弱者渐强，小者渐大，弦者渐滑，紧者渐缓，则大汗将通，吉期近矣。

3. 温补法

景岳这里虽名谓"温补法"，但重点在"温"，他说："凡治伤寒、温疫宜温补者，为其寒邪凝滞，阳不胜阴，非温不能行，非温不能复也。如寒气在经者，以邪在表也，宜用温散，法具如前；寒气在脏者，以阳气虚也，或宜温补，或止温中。"临床应用本法的关键是要辨清真假寒热。景岳言："然用温之法，但察其外虽热而内无热者，便是假热，宜温不宜凉也；病虽热而元气虚者，亦是假热，宜温不宜凉也。真热者，谁不得而知之。惟假热为难辨耳。病假热者，非用甘温，热必不退，矧真寒者，又在不言可知。大都实证多真热，虚证多假热，故治实者多宜用凉，治虚者多宜用温。真假不识，误人不浅矣。"

温法的适应证为伤寒发热，而命门阳虚，或恶寒，或身痛，或呕，或痢，脉弱气虚，而表不能解者。代表方为大温中饮，或理阴煎。景岳尚有温药凉服的妙招："若虚火上浮，喉痛热躁，不能热饮者，用井水浸药冷与饮之，此用假寒之味，以解上焦之假热，真热之性，以救下焦之真寒，回阳起死，真神妙之法也。"对于临床见到温补后而患者昏聩、烦热难愈，景岳认为是阳邪独亢，阴气不至，虚中有热，但改滋阴，以犀角地黄汤加黄芩、麦冬，或一柴胡饮加知母之类。其自注云："一剂即效，其妙如神。医中圆活，最宜知此。"

4. 清利法

景岳谓："火实者，宜清火；气实者，宜行气；食滞者，宜消食；痰盛者，宜化痰，皆所谓清利也。凡此数者，滞去则气行，而表邪自解。"

清利法适应证为伤寒火盛。热入阳明，烦渴躁热，脉洪便实，而邪有不解者，宜柴胡白虎煎；若伤寒口渴，烦热赤斑，脉洪大而无力者，宜人参白虎汤；若伤寒邪在太阳，发热头痛，脉洪大，表邪未解，而内热又甚者，宜一柴胡饮，或三黄石膏汤，或六神通解散。若六经通热，火邪不解，或狂斑烦躁，或头红面赤，口干舌黑，脉洪邪实者，宜抽薪饮，或黄连解毒汤，或加柴胡。凡瘟疫热甚，而烦渴不宁者，宜雪梨浆时时与之，解渴退火最妙，大胜于益元散。冷水禀天一之性，甘而不苦，故大能清热解烦，滋阴壮水。凡火盛水涸，大渴便结，营卫热闭不能作汗者，最宜用之。

伤寒兼杂证者，治宜调和、清利。凡伤寒兼风，发热、咳嗽多痰者，宜柴陈煎。若食滞气实，邪结胃脘，而表不解者，宜大和中饮加柴胡。若感四时寒湿之气，以致脾胃不和，或呕或吐，或泄泻胀满者，宜平胃散，寒盛多吐者宜和胃饮。若外感风寒，内停饮食，头痛寒热，或为吐泻胀满者，宜藿香正气散。

5. 吐法

吐法适应证为上焦有滞，或食或痰，结聚胸膈，或寒邪浊气内陷膈间，为痞为痛。其禁忌证为中气虚寒。脉弱无力，气短虚烦不宁者，皆不可吐。凡用吐药，中病即止，不必尽剂。

吐法一：用萝卜子捣碎，以温汤和搅，取淡汤徐徐饮之，少顷即当吐出。即有吐不尽者，亦必从下行矣。又法：以萝卜子为末，温水调服一匙，良久吐涎沫愈。

吐法二：用盐少许，于热锅中炒红色，乃入以水，煮至将滚未滚之际，搅匀，试其滋味稍淡，乃可饮之。每用半碗，渐次增饮，自然发吐，以病去为度。

6. 下法

下法适应证为阳明邪实于腑而秘结腹满者，或元气素强，胃气素实。其禁忌证为大便虽数日不行，而腹无胀满，及大便无壅滞不通之状。连日不食，而脐腹坦然，软而无碍者，此阳明胃腑本无实邪，切不可妄下、妄导，以泄中气。

若时气瘟疫遍行，火邪内蓄，三焦实热，大便秘结而邪不能退者，宜五瘟丹。若时行瘟疫发热，火浮于上，胸膈结热者，宜大清丸。凡诸有宜通宜下者，但随证作引，送百顺丸一二三钱，最捷最妙。

［附］

1. 五瘟丹：治瘟疫火证

组成：黄芩，黄柏，黄连，山栀，香附，紫苏，甘草梢，大黄。

以上前七味生为末，用大黄三倍煎浓汤，去滓和药，丸如鸡子大，朱砂、雄黄为衣，贴以金箔。每用一丸，取泉水七碗浸化，可服七人。前药甲己年以甘草梢为君，乙庚年黄芩为君，丙辛年黄柏为君，丁壬年山栀为君，戊癸年黄连为君。为君者，多一倍也。余四味同香附、紫苏为臣者，减半也。

2. 大青丸：治时行瘟病发热，上膈结热

组成：薄荷、栀子、黄芩、黄连、甘草各三钱，连翘六钱，大黄、玄明粉各八钱。

上为细末，以青蒿自然汁为丸，绿豆大，雄黄为衣。每服五六十丸，白滚汤下。若治杂病发热者，以朱砂或青黛为衣。

3. 百顺丸：治一切阳邪积滞

凡气积血积，虫积食积，伤寒实热秘结等证，但各为汤引，随宜送下，无往不利。

组成：川大黄（锦纹者）一斤，牙皂角（炒微黄）一两六钱。

上为末，用汤浸蒸饼捣丸，绿豆大。每用五分，或一钱，或二三钱，酌宜用引送下，或用蜜为丸亦可。

【小结】

景岳避瘟五法中有前人的经验，也有其本人的临床发明，不猎奇，有理有据，且朴实简便，当时即为百姓及医家信而行之，即使在四百多年后的今天，仍有重要参考价值。景岳面临疫邪奋起防御、重视人体自身作用所体现的积极心态，更值得今人学习。立治疫三大原则，总结治疫六法，并将补法灵活应用于治疫之中，更是景岳过人之处，值得借鉴发扬。

临证心悟

屈肘 130° 悬吊法治疗肱骨髁上骨折

儿童肱骨髁上骨折临床十分常见，尤以伸直型占大多数。治疗肱骨髁上骨折主要有三个难题：一是由于患儿不能很好合作及肘部的特殊位置，小夹板固定比较困难，整复后易再移位；二是肘内翻发生率高；三是患肘关节屈曲功能障碍者较多。笔者自 1986 年 1 月至今，随机收治严重移位的伸直型肱骨髁上骨折 21 例，运用手法整复，屈肘 130° 悬吊法治疗（按中立位"0°"），获得较好疗效。

【一般资料】男性 14 例，女性 7 例；年龄最小者 4 岁，最大者 13 岁，平均为 8.5 岁；左 9 例，右 12 例；桡偏型 3 例，尺偏型 10 例，侧移不显者 8 例（其中粉碎性 1 例）；伴桡神经损伤 1 例（无血管损伤）；21 例均为闭合骨折，均完全移位，两断端间分离。就诊时间最早为伤后 2 小时，最迟为 3 天。

【治疗方法】

1. 手法整复

医生先仔细阅片，并用手摸准骨折移位情况，做到心中有数。然后嘱患儿取坐位或仰卧位，由两助手分别握住患儿患侧的上臂和腕部，做对抗牵引，先纠正侧方移位和旋转移位。以右侧尺偏为例，医生用两手的大拇指抵住近断端，从外向内推，两手的其余四指抵住远断端，从内向外按。在纠正侧偏后，医生用两手的拇指抵住尺骨鹰嘴往上推，两手的其余四指按住骨折的近端往下压，同时，远侧牵引的助手在维持牵引力量的情况下，缓慢屈肘，至患侧手指能触及同侧肩峰。若屈肘时阻碍感消失，证明前后移位已纠正。尔后，医生用两手的大鱼肌分别横向挤压骨折两端的内外侧（挤压方向与移位方向相反），两手握住骨折的两端做纵向挤压，使骨折端相互嵌插，加强其稳定性。

在完成复位后，一助手将患肘放置在屈肘130°（患手能触到对侧肩峰），前臂旋前或旋后的位置（尺偏型旋前位，桡偏型旋后位），然后，医生用绷带将其固定。其方法是用绷带通过项部和患侧腕部缠绕2圈（项腕带），再通过患侧上臂与项腕带缠绕2圈并打结，这样，即使患儿睡觉时亦不易脱出。第2周，将患侧固定在屈肘120°；第3周，固定在屈肘100°；第4周，固定在屈肘90°；第5周起，不用绷带固定，任其自然下垂。

2. 功能锻炼

复位后当日即嘱患儿进行握拳锻炼。1~2周内，以握拳和屈肘为主；第3周始，在医生指导下开始进行伸肘锻炼。

3. 配合中药、膏药治疗

在复位、拍照后，笔者使用本院自制的膏药给予外贴，膏药有消肿止痛、祛瘀接骨的功能，并能起到一定的固定作用，一般1周换药1次。对于6岁以上又能配合服药的患儿，给予中药内服，初期因其肿痛明显，方药多以凉血散瘀、消肿止痛为主。处方：全当归10g，忍冬藤15g，粉丹皮10g，紫丹参15g，炒山楂15g，川桂枝6g，延胡索10g，广郁金10g，泽兰叶10g，新会皮6g，生甘草3g。中后期给予中药熏洗。处方：全当归30g，海桐皮30g，川桂枝20g，嫩桑枝20g，羌活、独活各20g，路路通20g，桑寄生15g，广地龙15g，威灵仙30g，伸筋草30g。以活血通络为法，促进患肢功能恢复。每日或隔日1剂，每剂熏洗3次。

【治疗结果】经复位后，拍片复查：达到解剖或接近解剖复位者14例；无前后移位，侧移小于1/4者7例；因伸直锻炼不当，发生再移位者 2 例，但程度较轻，均未做处理。患者无血管、神经压迫症状出现（入院前 1 例桡神经损伤患者，在 3.5 个月后自行恢复）。随访最短 2.5 个月，最长 18 个月。根据 1975 年"全国中西医结合治疗骨折经验交流座谈会"制定的骨折疗效标准草案，优者 9 例，占 42.8%；良者 8 例，占 38.1%；尚可 3 例，占 14.3%；差 1 例，占 4.8%。肘内翻 5 例，占 23.8%。

【典型病例】

例 1：阮某，男，9 岁，住院号 90695，1989 年 6 月 26 日初诊。

患儿跌仆半天后求诊，拍片示左肱骨髁上骨折，远断端向后、内移位 10%，即收入病房。局部瘀肿、畸形均十分明显，压痛，可触及骨擦音，功能障碍。经手法整复，屈肘 130° 悬吊法治疗，配以功能锻炼。第 5 周，屈伸功能如常，无肘内翻，拍片示骨折处线位良好，已有大量骨痂生长。随访 3 个月，已活动如常。

例 2：戴某，男，10 岁，住院号 890585，1989 年 6 月求诊。

拍片示右肱骨髁上骨折，远断端向后、内侧移位 10%。经上法治疗，无肘内翻，屈伸功能正常。

例 3：屠某，女，12 岁，住院号 890256，1989 年 3 月 8 日求诊。

拍片示左肱骨髁上骨折，远断端向后、内侧移位 10%。经上法治疗，无肘内翻，屈伸功能正常（本文病例 X 线片略）。

【讨论与体会】笔者萌发用屈肘 130° 悬吊法治疗肱骨髁上骨折的想法基于以下几个原因：一是在临床常常发现由于患儿合作不好及肘部的特殊位置，因小夹板固定不牢致骨折再移位者不少；二是笔者发现许多青枝髁上骨折、移位不著的髁上骨折，屈肘 90°，不用小夹板固定也能获得满意疗效；三是在骨折整复后 X 线透视下发现，当屈肘大于 90° 时骨折较稳定，在屈肘 130° 尤为稳定，而屈肘小于 90° 骨折则很不稳定。在上述认识的基础上，笔者开始收集并积累这方面的资料。

本法适用于闭合性伸直型肱骨髁上骨折，对移位不著、青枝以及裂折髁上骨折疗效尤佳，不适用于开放性、粉碎性、屈曲型及伴血管压迫的髁上骨折，但伴神经损伤而不行手术探查者，亦可应用。本法操作简便，患儿易于接受，不用小夹板外固定，有利于局部瘀肿的消退及患肢功能的恢复。

本法凭借屈肘 130° 时肌肉的"合页"作用（主要是肱三头肌的力量），及伸直型髁上骨折骨折线从前下方斜向后上方的特点，确定是能够起到有效固定骨折作用的。俞辉国等人的尸体解剖实验证实，肱骨髁上伸直型骨折时，肘部前面的骨膜破裂，而后面的组织仍保持完整，这可作为相连的"铰链"来利用。随着骨折的整复，肘关节屈曲超过 90° 可使后面的"铰链"拉紧，同时可拉长肱三头肌，使前方形成挤压，有利于骨折端的稳定。相反，如肘关节屈曲小于 90° 则骨折端极不稳定。另外，儿童骨折愈合快，一般 2 周已有较多骨痂生长，3 周骨折已较稳定，不易再移位。

肱骨髁上骨折复位后前臂的放置问题，历来众说纷纭。笔者通过查阅有关文献，并结合自己的临床体会，赞同尺偏型前臂放在旋前位、桡偏型放在旋后位的观点。其中机理，以尺偏为例：当远端骨折片向内侧移位时，内侧软组织"铰链"完整，外侧"铰链"被撕裂。当前臂旋前位时，使骨折外侧面发生挤压，拉紧内侧软组织"铰链"，闭合骨折线，使复位稳定。前臂旋前位还可使旋前圆肌松弛，因旋前圆肌的牵拉而产生的向外成角因素也因之减除。前臂旋前位有利于防止肘内翻。桡偏型机理相似。

在复位时尽可能做到解剖复位，可留有轻度桡偏，日后既不影响伸屈功能，又可防止肘内翻。整复时，不能用力过大，以致矫枉过正，使伸直型变成屈曲型。远端助手在配合屈肘时，一定要维持一个持续牵引的力量，既屈又上提，只屈不提，复位难以成功。检查患侧手指能否无阻碍地触及同侧肩峰很重要，这是前后移位是否纠正的一个重要参考指征。对局部瘀肿严重者，手指虽不能触及肩峰，但应该有屈肘无阻碍感。在完成整复后，需横向和纵向挤压两骨折端，使之嵌插稳定。

屈肘的角度应严格按时间逐渐递减。功能锻炼 1~2 周内以握拳和屈肘锻炼为主，屈肘的要求是患侧手指能触及同侧肩峰，若不能，说明骨折已有移位，应拍片复查。第 3 周开始以伸肘锻炼为主，兼顾屈肘，不要能伸了又不能屈。锻炼时最好由医生直接指导，活动范围由小至大，次数由少至多，循序渐进。笔者的体会是第 2、3 周最易发生再移位，2 例再移位的患儿，1 例发生在第 10 天，1 例发生在第 16 天。因为这时锻炼范围已增大，而骨痂又不是很牢固，最应谨慎。锻炼后患肘应固定在原来的位置。一般争取在 4~6 周恢复患者的伸屈功能，时间太长，筋肌挛缩，更加不易恢复。

在做 X 线拍片复查时，1~4 周内应以轴位片代替正位片，禁止伸肘拍片，否则极易引起骨折移位。

手法复位夹板外固定治疗儿童桡骨远端骨折临床观察

儿童桡骨远端伸直型骨折临床十分常见，好发于 6~10 岁儿童，目前常用的方法有手法复位，或手术切开复位。手法复位的方法有晃抖折顶、旋髎折顶、回旋折顶法等，患臂固定方式多为旋前掌屈位。目前临床上遇到的难题有以下几种：①复位成功率低。复位不成功，势必只能选择手术治疗，加重了患儿的痛苦及经济负担，即使以后功能恢复良好，但局部的手术瘢痕是无法消除的。②重新移位。复位后向掌侧成角移位的发生率高达25%。③旋后背伸功能恢复不良。笔者用"压、端、牵"手法复位旋后背伸位夹板固定治疗，并与旋前掌屈位固定相对照，效果较好。

【临床资料】

1. 纳入标准

①外伤史，受伤在2周以内；②年龄在6~15周岁；③局部肿胀，压痛（＋），骨擦音（＋）或（－），活动受碍，X线拍片确诊为桡骨远端伸直型骨折（包括骨骺骨折、干骺端骨折），桡骨骨折移位50%以上，或伴尺骨远端骨折者。

2. 排除标准

①开放骨折；②病理性骨折；③陈旧骨折；④不能按规定完成治疗者。

3. 一般资料

2000年1月—2007年11月，采集病例108例，采用单盲法（就诊日逢单为观察组，逢双为对照组），结果观察组48例，对照组46例，丢失14例。

【治疗方法】 观察组以"压、端、牵"手法复位，旋后背伸位夹板外固定，对照组手法与观察组相同，以旋前掌屈位夹板外固定。治疗期间不用内服药，前2周在患侧腕部用药水外涂，两组相同。治疗第4周、8周、12周时进行临床指标比较；复位后即拍片复查，第1周内拍片2次，4周内每周拍片复查1次，特殊情况例外。

1.整复方法

局麻或不用麻醉,以右侧为例。患者端坐方凳上,患肢屈肘90°,两助手分别握住患侧腕部和肘部,前臂呈旋前位。整复时,医生站患者右侧,先让两助手轻轻握住患者的腕部和肘部,但不用力。整复手法:①压:医生以两拇指按压断远端背侧用力向下;②端:医生两食指和中指顶住断近端掌侧向上端提;③牵:待医生感觉断远近端背侧皮质相遇时,一上一下同时用力(拇指向下按,食指、中指往上提),与此同时,两助手用力将患臂拉直,并保持持续牵引,即可复位。有桡偏者,增加尺偏动作。固定方法:竹夹板(自制),内面衬以毡,掌背侧宽4cm,桡侧宽2cm,厚2mm,背侧夹板超腕关节,掌侧不超腕关节,桡偏者桡侧夹板超腕关节,夹板的长度以至前臂中上部为宜。在骨折处按照移位方向放置棉垫,用夹板、绷带固定。

2.患肢位置

观察组将患侧前臂置旋后腕关节背伸位,屈肘90°绷带颈腕悬吊固定。为保持患侧前臂置旋后腕关节背伸位,前2周可加用长夹板超肘关节外固定。对照组将患侧前臂置旋前腕关节掌屈位,余同。

3.功能锻炼

整复后即可行握拳锻炼;1周后增加肘部屈伸锻炼,适度腕背伸、掌屈活动;6周后去小夹板固定,行前臂旋转功能锻炼。

【治疗结果】

1.疗效标准

通过测量桡骨远端关节面的掌倾角、尺倾角、桡骨远端长度,结合关节面平整性的恢复及骨折移位的纠正等X线情况,分为四等。优：解剖复位。良：近似解剖复位，掌倾角 6°~10°，尺倾角 15°~20°，桡骨远端压缩 ≤ 2mm，关节面平整，骨折侧方移位小于 1 个骨皮质。可：掌倾角 1°~5°，尺倾角 10°~15°，桡骨远端压缩 < 5mm，关节面台阶高度 < 2mm，骨折远端侧方移位在 1~2 个骨皮质范围内。差：复位不良，掌倾角 ≤ 0°，尺倾角 < 10°，桡骨远端压缩 ≥ 5mm，关节面平整，呈台阶高度 ≥ 2mm。腕关节功能评价按照 Cartland 标准。优：功能完全恢复正常，无疼痛等不适感。良：功能基本正常，偶感腕部酸胀。可：功能轻度障碍，间感腕部酸胀痛，以劳累后或阴冷天为明显，不影响一般性工作及生活。差：功能明显障碍，局部疼痛明显且持续，力小于健侧 30%，不能从事正常工作，生活不便。

2. 临床观察结果

两组一般情况无明显差异，有可比性；两组复位及功能疗效无明显差异；恢复旋后功能、肿消两项指标两组有显著差异，说明观察组优于对照组。两组各有 1 例再移位，及时发现，及时纠正。

【讨论】

1. 诊断

虽然患者移位明显，但也有他院漏诊、误诊者，对于移位小的患者，则更易漏诊。预防方法：一是仔细询问病史，检查患处。对有明确外伤史，局部有压痛，虽然肿胀不明显者，也要考虑骨折存在。二是仔细阅片。有些无侧方移位者，骨折处所带骨片极小，在正位片上只显示骨骺线重叠或缩小，极易误诊、漏诊，而在侧位片上则显示骨骺向背侧移位明显。三是对患者在其他医院拍的片子，存在疑问时一定要重拍，不能想当然，任其漏诊。

2. 复位

整复手法是"压、端、牵"，其要点一是整复时手指定位要准，一定要"压""端"在骨折断端处，只有定位准，力方能用得出；二是医生、助手协调要好。医生刚开始整复时，两助手要放松，在进行压、端时，两助手发力牵引，维持至夹板固定完毕。单凭助手牵引是无法纠正重叠移位的。患肘屈曲90°是为了放松肌肉，有利复位。整复的重点除骨折对位外，还要重视尺倾角、掌倾角的恢复。

3. 固定

旋后背伸位固定较旋前掌屈位固定有如下优点：第一，前臂旋后背伸位可将旋前掌屈位固定引起血循环不畅而导致的极度肿胀减至最低程度，从而最大限度减少对腕部血管神经的压迫。第二，腕关节背伸位为腕关节功能位，可早期进行掌指及指间关节功能锻炼，且正常伸指肌力量小于屈指肌，长期掌屈位固定，腕、指关节僵直在掌屈位，对后期腕、指关节功能恢复不利，而背伸位固定，腕、指关节的屈曲功能恢复则相对较容易。第三，从解剖学分析，前臂旋前或中立位时，肱桡肌是一个很有力的肘关节屈肌，但当前臂旋后时即失去了其屈肘作用，使肱二头肌成为主要的肘关节屈肌。传统的前臂旋前腕关节掌屈位固定，可使肱桡肌（附着在桡骨远端骨折块上的唯一肌肉）处于一个最容易收缩而产生断端畸形的位置。前臂旋后腕关节背伸位固定时，可以使腕伸肌的力量减少，避免因该肌紧张及肱桡肌的牵拉，使桡骨远端旋后而造成再度移位。临床具体操作时尚需注意，棉垫做得不要太大，约1cm×4cm，厚1cm，并用纸胶固定，防止移位；若位置不准，可引起再移位。术后要勤观察。第1周拍片2次，以后1个月内每周拍片1次（特别情况例外），每天查看夹板松紧度，及

理伤续断——得录

时调整。另外，医生要向患者及家属讲明注意事项，以取得配合。

4. 下尺桡关节半脱位

骨折临床愈合后，有部分患者 X 线片可见下尺桡关节半脱位征象，对功能无影响，一般3个月后可消失。其原因可能是关节囊、下尺桡关节韧带损伤。

参考文献

夹板压垫外固定治疗肱骨干多段骨折临床疗效观察

肱骨干多段骨折是临床常见病，笔者自 1987 年 1 月—1995年 12 月以夹板压垫外固定方法治疗肱骨干多段骨折 36 例，取得满意疗效。

【临床资料】本组 36 例中，男 21 例，女 15 例；年龄最小22 岁，最大 78 岁，平均 45 岁；就诊时间最短 1 小时，最长 8天；损伤原因车祸 6 例，跌伤 22 例，机器轧伤 8 例；经其他医院整复失败转来本院 8 例，伴桡神经损伤 2 例，无血管损伤，均为闭合骨折。36 例患者均住院治疗，住院时间最短 2 周，最长 6 周，平均 4 周；36 例均有明显移位。

【治疗方法】在局麻下（一般不用麻醉），让患者取坐位，两助手沿患肢纵轴轻轻对抗牵引，一人用布带通过腋窝向上牵，一人持前臂（在肘关节处）。在中立位向下牵，要注意牵引力不必太大，否则易引起断端分离。医生根据断端成角、骨块分离的情况，正确放置压垫，外用小夹板固定，利用肢体本身重力及夹板压垫的杠杆力，让骨折自动复位。压垫可以棉花或桃花纸制成，厚度一般为5~8mm，夹板以木板为宜（竹板嫌薄），内有毡垫，外套线织袜套。夹板长度，前侧从肘横纹至肩峰，后侧从尺骨鹰嘴至肩峰，内侧从肱骨内上髁至腋下，外侧从肱骨外上髁至肩峰。固定后患肢保持肘关节屈曲90°、前臂中立位，用带柱托板及绷带将前臂悬挂胸前，注意托板不要太重，否则易引起断端分离。固定后，每天检查夹板松紧度2~3次。早期每周拍片复查1次，一旦发现断端有分离，要及时纠正。医生一手握住骨折处夹板，另一手由肘部向上轻轻推送，也可以弹力绷带将肩肘加压固定，但要防止成角。整复结束后即可嘱患者握拳锻炼，让上肢肌肉做收缩及舒张活动，保持骨折对位，轻度成角、侧方移位及游离骨片可在锻炼中逐渐得到矫正。另外，功能锻炼能促进局部血液循环，有利于骨折愈合。10天后患肢可在健肢帮助下开始患肘、肩关节伸屈功能锻炼。患肢夹板固定时间一般为6~8周。同时，患者可内服中药，用桃红四物汤加减，以活血、消肿、止痛、接骨。

【疗效标准及结果】采用天津市中西医结合治疗骨折研究所《骨折疗效标准草案》肱骨干骨折疗效标准。优：局部不痛，患侧肩肘关节活动正常，X线检查肱骨干内外成角0°~5°。良：局部不痛或偶有轻痛，患侧肩关节外展、前屈、上举差20°以内，肘关节伸屈差10°以内，X线检查肱骨干内外成角10°以内。尚可：偶有酸痛，劳累后加剧，患侧肩关节外展、前屈、上举差21°~40°，肘关节伸屈差11°~20°，X线片显示成角在11°~20°。差：持续疼痛，其他指标不能达到上述要求。

经过半年及3年时间不等的随访，治疗结果为优32例、良4例，无骨折延迟愈合及不愈合发生，2例伴桡神经损伤者在3个月后恢复。

【体会】用夹板加压垫外固定治疗肱骨干多段骨折，其机理是利用肢体本身重力及夹板压垫的杠杆力，让骨折自动复位。患者握拳锻炼时，利用肱二、肱三头肌收缩活动时所产生的内在动力，使夹板对上臂的压力在压垫下相对集中，从而达到固定骨折断端及纠正残余成角、侧方移位的目的，通过功能锻炼，促进局部血液循环，有利于患肢功能恢复及骨折愈合。使用本方法时，医生首先要将这种治法的机理及预后向患者及家属讲清楚，得到患者的配合，否则，骨折后3周内拍片复查见骨折处线位不满意，患者易产生不满情绪，不予配合，甚至转院。其次，压垫的厚薄及放置位置很重要。尚天裕等人的研究表明，从电测方法显示外侧夹板在肌肉松弛状态下的结果看，不加纸压垫时，只占夹板总压力的2.2%。当增加了5cm厚的纸压垫后，垫位下的压力增加到夹板总压力的33.4%，而且随着垫的厚度而增加，无垫、单垫（5mm厚）、双垫（10mm厚）的压力比值为1∶1.4∶1.7。临床选用压垫时一定要厚薄适中，过薄起不到固定作用，太厚易压伤皮肤。压垫的压力与位置关系极大，如外侧夹板中1/3位置的压垫向下移动5cm，其压力从33.4%上升到54.9%。功能锻炼时，夹板下的总压力随肌肉的收缩而增加。肱二头肌肌腹在松弛与紧张状态下的压力值为1∶1.81，这种压力周期性增减会保持骨折断端稳定，因承受周期性的应力变化，从而促进骨折愈合。最后，用本方法时平时管理十分重要。要随时调节夹板松紧度，太松起不到应有的固定作用，太紧易引起患肢血液循环障碍，临床常以固定后夹板有1~2cm移动度为宜。患者体位站立位时以屈肘90°、前臂中立位悬吊固定为宜；卧位时，以患侧肩关节外展60°~70°、屈肘80°~90°为宜，患肢适当垫高，与肩平。1个月内患者不能自行起床，一定要有人帮助，拍片时要由医生陪同，放置体位时要小心，防止

临证心悟

再移位。

对偏于肱骨近端的多段骨折，易出现肩关节假性脱位。其特征是临床上无方肩畸形，搭肩试验（－），X线片见站立位肩关节半脱位明显，卧位或用健手托住患肘向近端推压，半脱位征象可明显减轻。根据上述特征，我们称之为"肩关节假性脱位"，多见于50岁左右、肥胖女性。这是骨折后关节囊及附近韧带等软组织损伤、关节囊内瘀血、患肢的重量牵引诸因素所致，临床不必特殊处理，随着骨折的愈合，关节附近软组织的修复、瘀血的消退，半脱位可自行纠正。若硬性复位，不但不能复位，反而会加重损伤。临床上肱骨外科颈骨折伴肩关节半脱位者亦不少，其机理及处理方法相同。

汤药以桃红四物汤加减，早期可加茜草、牡丹皮、丹参、三七等凉血祛瘀而止血之品，中期加五加皮、怀牛膝、炙地鳖、自然铜等祛瘀接骨之品，后期加制川断、骨碎补、补骨脂、炙黄芪等补肾、益气、强筋、壮骨之品。

参考文献

此法适宜于闭合性肱骨干多段骨折，可减少术后感染、骨不连等并发症，但对开放性骨折，伴有血管损伤者，或断端分离明显、手法复位无效，估计有软组织嵌入者，宜手术切开复位内固定。

理伤续断一得录

治骨伤用药心得举隅

骨伤科用药虽没有内科复杂，但也丰富多彩。

一、补行兼施

骨折的三期分治法，给人们辨治骨折带来了方便，但也容易给人一种错觉，即骨折后期，唯补而已。异远真人在《跌损妙方》中认为"夫跌打损伤，气血不流行"，并指出"气血以流行为贵"的治疗原则。人们对骨折初期应用行气血药没有异议，在骨折后期对"气血以流行为贵"的观点则认识不足。"瘀血"与"气血不流行"的概念并不完全一样。体内有"瘀血"者，肯定"气血不流行"，而"气血不流行"者，亦可发生在"瘀血"被清除之后。骨折后期，虽然瘀血已被清除，但受损后机体内的气血，不能马上恢复正常运行，仍有"气血不流行"的征象，临床可见局部酸、痛、麻、重、肿及活动不利等症状。"气血以流行为贵"这句名言应是治疗骨折全过程的准则，不能仅局限于骨折的初中期，骨折后期在补虚的同时，不能忽视加入行气活血之品以"流行气血"，可以选择活血、养血而不伤正之品。

某 70 岁男性股骨颈骨折患者，来医院求诊时骨折已 3 个月，局部无明显肿胀，但局部酸痛，关节活动不利，患肢不能站立，拍片示骨折处线位良好，骨折线清晰。笔者见以前所服药均为补益肝肾、接骨续筋之类，遂在原方基础上略加调整，新增全当归、川牛膝、炙地鳖、延胡索等行气血药，配合适当功能锻炼，7 剂后酸痛明显减轻，关节渐利；21 剂后，患者已能扶杖行走 10 步左右，拍片复查示骨折线较前模糊。骨折后期补行兼施，能促进气血流行，并使补而不滞，有利于骨折愈合，患肢功能恢复。

二、祛瘀与止血并重

对折伤病机的认识，《内经》早有"有所坠堕，恶血留内"的观点，其后的千百年间，历代医家都把"瘀血留内"作为折伤的主要病机，以活血祛瘀为治伤第一大法。然而，折伤初始几天，一方面已有大量瘀血溢于脉外，另一方面，仍有血液断续从脉中向外溢出，形成新的瘀血。这时若单以活血祛瘀法治疗，虽然能除去一部分瘀血，但由于新的瘀血仍在产生，往往消肿效果并不理想。若在活血祛瘀药中加入适量止血药，堵截产生新瘀血的来源，则疗效较著。

止血药的选择，应以不滋腻为宜，若能兼祛瘀止血功效于一身者更佳，如三七、茜草、丹参、藕节之类（不必用藕节炭）。其药味、药量的多少，由内出血程度的轻重来决定。一般来说，遭受外来暴力强大，如机器轧伤、车祸等，第2、3日局部瘀肿比前日明显者，其内出血往往严重，可适当加重止血药的分量。而对内出血不明显者，止血药当慎用，不然本末倒置，徒增瘀血凝结不散之弊。

有一女性患者，65岁，因右桡骨远端骨折3天来本院就诊，已在当地经小夹板外固定，右手背肿胀明显，右手指活动受限，以桃红四物汤为主方，同时加入三七、茜草，1周后复诊，右手背肿胀明显减退，右手指活动较前便利。

三、通络与养阴为伍

通络药是治疗痹证的首选药，大多辛温香燥，尤其是虫类通络药，虽然钻透力大，通络效果好，但其伤津耗液的副作用亦不少。朱丹溪在《格致余论》中指出，通络药"皆性热而燥者，不能养阴，却能燥温，病之浅者，湿痰得燥则开，瘀血得热则行，亦可取效；彼病深而血少者，愈劫愈深，若未之病是也"。辛温香燥之品用之不当的后果可见一斑。

临床上得痹证者老年人占十之六七，其本身已有阴津不足之虞，怎经得起大量香燥药之扰？即使是身强力壮者，由于痹证病程较长，长时间服用香燥药，亦难免导致阴津亏损。但治疗痹证，通络药不能不用。因此，在治疗痹证时常常是通络药与养阴药为伍，既取通络药蠲痹之功，又无伤阴劫液后顾之忧。

有一60岁女性患者，右膝关节疼痛3年，近1个月加重，上下楼梯受限，来本院就诊，拍片示右膝关节退变，内侧膝关节间隙略窄。诊断为痹证。笔者用通络药治之。1周后复诊，患者自诉症状有所缓解，但不够显著。笔者疑为药力不够，遂加入虫类通络药，并增加药量。1周后复诊，患者告不但痹痛未减轻，反添口舌干燥、便结难受、舌红苔少之症，后悟这是通络药香燥劫津所致，乃调整若干通络药，加入生地黄、桑寄生、玄参等。后患者来告，口燥便结诸症已失，痛楚亦除。

四、经方活用

仲景方是学习辨证施治方法的楷模，仔细揣摩，勤于总结，总能拓展思路，提高疗效。

1. 桂枝汤治术后盗汗

术后盗汗是临床常见症，一般患者在术后1周内偶有1~2次盗汗，不必治疗，但如患者术后盗汗时间长、次数多，则必须治疗。临床常用仲景桂枝汤出入治疗术后盗汗，效果满意。桂枝汤为解肌发表、调和营卫之剂，凡属卫阳不足，营气虚寒，在里阴阳不和，在外营卫失调者，均可用桂枝汤化裁。术后盗汗的病机，多为患者骨折及术后出血较多，营卫虚弱，卫外不能，与桂枝汤证相符。

有一男性患者，51岁，2011年1月14日来诊，左肱骨外科颈骨折术后3周，每日上半夜出汗，大汗淋漓，湿透内衣，醒后全身冰凉，苦不堪言，面色㿠白，舌质略黯，边有齿印，苔薄白。处方：桂枝12g，炒白芍20g，红枣10g，炙甘草8g，生姜3片（自加），麻黄根30g，炒白术30g，黄芪30g，防风15g，当归15g，炒党参30g，桃干30g。3剂。患者自诉，第2剂服后，汗出减少，第3剂服后汗止。再予原方5剂巩固治疗。

2. 桂枝汤治颈椎病

颈椎病以神经根型为常见，以颈肩疼痛、活动不利、肢体麻痛为主要症状，其症状与影像学检查不成正比。其病程绵延，常易复发，消炎镇痛药在初期见效，但后来往往效果不理想。笔者认为颈椎病所表现的症状、病位属足太阳经、督脉行走部位。太阳寒水，主一身之表；督脉总督阳经，主一身阳气。风寒湿邪初起伤于皮毛，营卫阻滞，久之入于经络，气血不通而痛，与桂枝汤疏通太阳、调和营卫之方义相符。在应用时，常随证变化：以痛为主者，加重杭白芍、炙甘草剂量以调和营卫、缓急止痛；以酸重为主者，加防己、木瓜以利湿通络；肌肉痛为主者，加白术、络石藤以健脾化湿通络；病程久者易兼虚夹痰，加桑寄生、断续、白芥子以补肾化痰。

3. 小柴胡汤治腰椎间盘突出症

由于目前CT、MR影像学的普及，临床确诊的腰椎间盘突出（膨出）症患者约占腰腿痛患者的90%。临床治疗腰突症方法众多，方药各异，多以宣痹通络、补肾壮腰、理气活血为常法，笔者多以小柴胡汤出入治疗该病。辨证要点：腰痛，或腰腿痛，或仅臀、腿痛，病程迁延，时重时轻；CT 或 MR 检查有腰椎间盘突出或膨出；女性为多，年龄在 20~50 岁；兼有口苦，胁肋胀痛，喜太息，寐差，苔薄白，舌边有齿印；无扭伤史，生气后诸症加重。小柴胡汤是仲景为邪在半表半里所设，腰椎间盘突出症所表现的腰腿痛诸症既非在太阳之表，亦非在阳明之里，且下肢酸痛麻诸症多发生在足少阳胆经循行部位，故与小柴胡汤证相符。小柴胡汤中以柴胡疏畅气机为主药，祛邪与补益同施（半夏、党参），寒热同用（半夏、黄芩，以黄芩监制半夏之温燥，药量为 6~9g），姜、枣、草补益和中。笔者在应用时常加白芍、枳壳、桂枝、牛膝、木瓜，白芍与甘草既有缓急止痛之效，又有四逆散之意，以和畅气机、舒筋通络立法。

有一患者女性，40 岁，患腰椎间盘突出症 2 年，能吃能睡，就是不能干活，稍一干活即痛不能忍，CT、MR 示 L4~L5、L5~S1 椎间盘轻度膨出，多方治疗，效不显，曾想手术治疗，但医生告其手术效果可能也不理想。家人以为其是装病，精神更加抑郁，诸症更加严重。笔者予小柴胡汤加枳壳、白芍、桂枝、木瓜，配合功能锻炼，1 周后诸症明显减轻，调治 1 个月后，能做家务活，2 个月后已能上班。

虽然对于骨伤科疾病来说，手法、手术是治疗的重要手段，但辨证用药的传家宝不能丢，也不能尽以中成药应之；熟悉经典，尤其是张仲景的用药经验，仔细体味古今名方的巧思奇想，对提高临床疗效大有裨益。

（本文第一作者孟永久）

健脾法治疗骨折延迟愈合

在"肾主骨生髓""肾藏精"理论指导下，临床上人们习惯用补益肾精的药物治疗骨折的延迟愈合。笔者在临证中发现，一部分骨折延迟愈合患者，用补肾法治疗效果并不理想，而改用健脾法治疗却收到满意疗效。

【临床资料】31例病例中：男性23例，女性8例，年龄在42~65岁；肱骨干骨折9例，尺桡骨骨折8例，胫腓骨骨折10例，锁骨骨折1例，肱骨干骨折伴尺桡骨骨折3例；非手术治疗者29例，手术治疗者2例；整复后对位良好者22例，尚好者7例，较差者2例；未服中医者8例，服中药者23例；开始用补脾法治疗的时间，最早为骨折后9周，最迟为12周；达到临床愈合标准的最短时间为5周（1例），最长为15周（1例），7~8周愈合9例，9~10周愈合18例，11~12周愈合2例。

31例患者的临床症状为局部轻度肿胀、压痛，纵轴叩击痛（＋），可闻及骨擦音，功能障碍，X线摄片示骨折处无骨痂生长或仅有少量骨痂，有轻度脱钙征象，但骨折断端无硬化现象，骨髓腔仍通。

【治疗方法】笔者在治疗时自拟健脾接骨方：茯苓、白术、当归、黄芪、川续断、骨碎补、自然铜、丹参、补骨脂、山楂、新会皮。方药以健脾益气为主，佐以养血活血之品，健脾胃强、气血旺而能接骨。茯苓、白术并用，益气而不碍胃，当归养血而无滋腻之虞，活血而不伤正，故方中选此三味为主药。如患者素有饮酒史，酒湿较重者，可加菖蒲、豆蔻、木香等芳香化湿醒脾之品；如兼有肝胃不和者（尤其是女性患者），可加香附、枳壳、川朴等疏肝理气、健脾和胃之药；若患者苔净脾强，可加些补益肾精的药物。全方加减出入，全凭随证变化。用本法治疗的同时，嘱患者进行适当功能锻炼，定期进行 X 线摄片检查。

【病案举例】陈某，男，53 岁，农民。1986 年 10 月 15 日初诊。

患者自述 3 个月前因车祸致左胫腓骨中段开放性骨折，即送某家医院急诊，给予手法整复，石膏托外固定，及相应的抗炎及其他治疗。住院半个月后改为门诊治疗，除服三七片外，未服汤药。来本院门诊时，患肢仍上石膏托，局部伤口已愈合，患肢肌肉明显萎缩，功能差，局部肿痛不明显，可闻及骨擦音。拍片示左胫腓骨中下段双骨折，正侧位线位均良好，但无骨痂生长。笔者将患者的石膏托固定改为小夹板固定，给予补肾接骨药内服，半个月后拍片复查示仍无骨痂生长。细察患者面色苍白，语言轻微，苔薄腻，舌边有齿印，脉细弱。患者诉久不思饮食。此属病久及脾之证。脾失运化，虽投以滋补厚味之品，人体不能吸收化为精血，骨折自然难以愈合。

以健脾益气为大法，处方：茯苓 30g，白术 30g，当归 30g，黄芪 20g，川续断 20g，骨碎补 20g，自然铜 20g，丹参 30g，补骨脂 15g，山楂 15g，广木香 10g，新会皮 5g，炒朱砂 18g，6 剂。

上方连服 18 剂，患者骨擦音消失，患侧膝关节能自主屈伸，拍片复查示已有较多骨痂生长。后以原方出入续服 24 剂，并配以功能锻炼，拍片示骨痂大量生长，骨折线模糊。患者已能扶杖步行。

【讨论】慎斋云："诸病不愈，必寻到脾胃之中，方无一失。"又说："脾胃一伤，四脏皆无生气。"其明确指出了疾病长期不愈与脾胃的关系及脾胃在人体中的重要作用。脾胃为后天之本、气血生化之源，脾胃虚弱，精血无以化生，何以接骨续筋？骨折延迟愈合患者多为气血亏虚之人，即使素体强盛者，因出血多（包括内出血、外出血）、病程长、长期服药等，到后期亦大多伴有脾虚之证，所以，运用健脾法治疗骨折延迟愈合是符合中医治病求本治疗原则的。

所谓"肾者主水，受五脏六腑之精而藏之"，是说精藏于肾，而不是精生于肾。古人对此曾有形象比喻，把精比作钱粮，肾比作仓库，钱粮虽储库中，然非库中自出。补肾填精药虽有续筋接骨之功，然总须胃化脾传，方能变精归肾而发挥作用。若患者脾困胃钝，投之血肉有情之品，徒增滋腻碍胃之弊，于病无益。而患者脾胃强，饮食自倍，精血日旺，生化之源充足，即使不服补药，也能凭借机体自身的力量，使骨折愈合，先贤提出的"补肾不若补脾"的观点，有一定的临床指导意义。

那些被实验证明有较好接骨功效的药物，如炙地鳖、自然铜、三七等，若单独使用，其临床疗效并非那么理想，且这些药对胃的刺激也不小。补脾法治疗骨折延迟愈合，是审因求证、辨证论治这一中医治病特色在骨伤科领域的具体应用，其可行性不言而喻。然而，由于笔者所治的病例十分有限，所获得的一点认识亦肤浅得很，这一理论及其治法的具体运用，还有待进一步深入探讨，完善提高。

骨折临床愈合后再发性水肿的辨治体会

骨折临床愈合后再发性水肿在临床十分常见，尤以四肢骨折为多发。

【临床资料】52例病例中，男30例，女22例；年龄最大者72岁，最小者5岁；上肢骨折18例，下肢骨折34例；手术内固定者7例，夹板外固定者45例。临床可见局部水肿、皮色不变或呈青紫、肢体发凉、肌肉僵硬、麻木酸痛、关节活动不利等症。

【治疗方法及结果】治疗以中药内服为主。水肿严重时，嘱患者抬高患肢，卧床休息；水肿渐退时，嘱患者进行适当功能锻炼，活动量由小到大。

协定方：黄芪、当归、苍术、白术、茯苓、汉防己、宣木瓜、路路通、桂枝、川牛膝、麻黄、防风、陈皮、生甘草。

每日1剂，每剂煎3次，头2煎口服，第3煎外洗。

经治疗后，退肿最快者3天，最迟者10天，平均6.5天。52例患者功能均恢复正常。

【典型病例】王某，女，30岁，1986年7月11日初诊。

患者自述3个月前因车祸致"左内外踝骨折"，曾在他院住院治疗，现已能弃杖在屋内行走。1周前左踝部、足背突然明显水肿、疼痛，关节活动不利，以致不能下地行走。卧床休息1周，水肿仍不见消退，故来就诊。拍片示左内外踝双骨折，骨折处线位良好，骨折线模糊。患者面色㿠白，倦怠乏力，声怯，纳呆，舌质淡，苔薄，舌边有齿印，脉细弱。

治疗拟益气补血，健脾除湿。处方：炙黄芪50g，全当归30g，苍术、白术各10g，云茯苓15g，汉防己、宣木瓜、路路通、川牛膝各10g，川桂枝、生麻黄、陈皮各6g。5剂。

服药后，患者水肿明显减退，原方续进7剂，并辅以适当功能锻炼，水肿未发。

【体会】骨折临床愈合后的再发性水肿与刚受伤时的局部水肿不同，后者为外伤引起气滞血瘀所致，而前者则由气虚血阻、气血运行失常，壅塞脉道致水液淤积而成，即《医林改错》"元气既虚，必不能达于血管，血管无气，必停留为瘀"之谓，治疗宗薛己之法。《正体类要》谓："伤损等症，肿不消，色不变，此气血虚而不愈，当助脾胃壮气血为主。"故方中以黄芪、当归益气补血为君。《内经》曰："诸湿肿满，皆属于脾。"故以苍术、白术、茯苓、汉防己、宣木瓜、路路通、陈皮健脾除湿、利水消肿为臣。骨折日久，难免瘀血未净，故以桂枝、川牛膝活血通络，再配麻黄、防风发汗解肌为佐使，甘草调和诸药。全方以健脾为本，利水为标，脾健则生化之源充足，水湿无由生。局部水肿，当使邪有出路，故用茯苓、防己、木瓜、路路通使之从小便而解，又用麻黄、防风使之从汗而解。全方切中病机，标本兼顾，故收效显著。

临床在具体应用时，除掌握好剂量外，还要善于加减变通。若见患者倦怠乏力、声怯寐差、脉细弱，重用黄芪，再加党参、阿胶；局部红肿、便秘、舌红苔黄，去黄芪，加山栀、连翘、蒲公英；皮色紫暗、肢末冷、畏寒、脉沉细，加蜀椒、附子；苔腻、纳差，去黄芪，加菖蒲、萆薢。水肿日久，触之有瘀块，舌质紫黯，加水蛭、广地龙。

自拟补肾通络汤治疗老年腰腿痛

自 1995 年 2 月至 2001 年 3 月，笔者用自拟补肾通络汤治疗老年腰腿痛 80 例，同时用诺松胶囊治疗 30 例做对照观察，疗效满意。

【一般资料】110 例均为门诊患者，均以腰痛或伴腿痛为主症，排除骨折、骨病及其他内科疾病引起腰腿痛者。治疗组80例，男48例，女32例；年龄最小58岁，最大80岁，平均63.5岁；发病时间最短1小时，最长2个月。其中68例拍片检查，均见腰椎椎体、小关节不同程度增生，轻度骨质疏松，腰椎弧度变直。其中腰椎骶化25例，骶椎腰化8例，先天性骶裂18例。其中30例行CT检查，椎间盘膨出10例，突出1例。对照组30例，男17例，女13例；年龄最小57岁，最大81岁，平均62岁；发病时间最短半小时，最长2.5个月。其中25例拍片检查，均见腰椎椎体、小关节不同程度增生，轻度骨质疏松，腰椎弧度变直。其中腰椎骶化8例，骶椎腰化1例，先天性骶裂3例。其中8例行CT检查，椎间盘膨出5例。经统计学处理，两组在性别、年龄、病情、病程等方面无显著性差异，有可比性。

【治疗方法】治疗组服用补肾通络汤，每日1剂，上下午分服。处方：熟地黄、蕲蛇、制川乌、制草乌、铁皮枫斗各10g，金狗脊、威灵仙、五加皮各15g，炒杜仲30g，蜈蚣2条，细辛6g，炙甘草5g。加减：阳虚，见腰膝酸软、疼痛喜按、神疲乏力、畏寒者，加鹿角胶或鹿角霜、仙茅、淫羊藿；阴虚，见骨蒸潮热、盗汗、夜寐不安者，加龟板、黄精。寒邪较甚，见疼痛较剧、遇寒加重、畏寒者，加炮附片、片姜黄；湿重，见痛处有重着感、痛麻重并存者，加苍术、白术、炒薏苡仁、汉防己。对照组服用诺松胶囊，每日1次，每次2粒，晚饭后服。2周为1个疗程。

【治疗结果】

1.疗效评定标准

治愈：腰腿痛消失，恢复原劳动能力。好转：腰腿痛减轻，腰部活动功能改善。未愈：症状、体征无改善。

2. 治疗结果

经 1 个疗程治疗后：治疗组 80 例，治愈 38 例，好转 40 例，未愈 2 例，总有效率 97.5%；对照组 30 例，治愈 5 例，好转 18 例，未愈 7 例，总有效率 76.7%。两组对照，治疗组疗效优于对照组（P < 0.05）。治疗组无任何副作用出现，对照组有胃部不适、严重胃痛等不良反应出现。对照组见效快，服药后第 2 天即见效，但第 2 周疗效反而不明显；治疗组一般 3 天后才见效，第 2 周疗效更佳。其中治疗组 30 例、对照组 10 例，经 3~6 个月随访，发现治疗组疗效稳定，对照组远期疗效不如近期疗效。

【体会】 老年腰腿痛是临床常见病，属中医学"痹证"范畴。其主要病机为肝肾不足，腰失所养；其次为风寒湿邪杂至，痰食瘀血互结，痹阻经络，气血运行不畅所致。临床上常常是虚实错杂、寒热互见。病虽常见，却也难治。故以补肾通络立法。方中杜仲、熟地黄、金狗脊、五加皮补益肝肾、强筋壮骨；蕲蛇、威灵仙、制川乌、制草乌、蜈蚣、细辛祛风通络、散寒止痛；铁皮枫斗补阴增液，既适合老年人阴虚体质，补而不腻，又可监制温燥之品，无伤津耗液之弊。全方补而不腻，辛温通络而不伤阴。

五福饮治疗膝骨关节炎的临床疗效观察

膝骨关节炎（KOA）是以膝关节软骨退行性变、破坏为主要病理变化的慢性关节炎，发病年龄多在 50 岁以上，以女性肥胖者多见。目前对 KOA 发病机理尚不完全明确，大多数学者认为主要与化学性、生物性、机械性等因素相关。现代医学常用的治疗方法有局封、消炎镇痛药、关节内注射玻璃酸钠、手术等，中医药治疗膝骨关节炎具有方法多样、疗效可靠、价格低廉、不良反应少的独特优势。我们于 2013 年 1 月—2015 年 6 月在门诊收集 KOA 病例，分别予以五福饮和仙灵骨葆胶囊治疗，现将观察结果报道如下。

【资料与方法】

1. 一般资料

共选取病例 90 例，随机分成 2 组。治疗组 45 例，男 18 例，女 27 例；年龄 46~60 岁 18 例，61~75 岁 27 例，平均（64.95 ± 1.78）岁；病程半年以内 8 例，1 年内的 11 例，2 年以内的 14 例，2 年以上的 12 例；X 线表现（参照膝 Kellgren-Lanrence 分级标准）：Ⅱ级 16 例，Ⅲ级 16 例，Ⅳ级 13 例。对照组 45 例，男 16 例，女 29 例；年龄 46~60 岁 21 例，61~75 岁 24 例，平均（65.23 ± 1.69）岁；病程半年以内的 6 例，1 年内的 10 例，2 年以内的 16 例，2 年以上的 13 例；X 线表现：Ⅱ级 14 例，Ⅲ级 17 例，Ⅳ级 14 例。两组之间年龄、性别、病程、X 线分别经独立样本 t 检验，无显著性差异（P > 0.05），具有可比性。

2. 膝骨关节炎诊断标准

参照美国风湿病协会修订的《膝骨关节炎分类标准》中的临床、实验室及放射学标准：①1 个月来大多数日子有膝痛；②X 线示关节边缘骨赘；③关节液清凉、黏稠，WBC < 2000/mL；④年龄大于或等于 40 岁；⑤晨僵小于 30 分钟；⑥关节活动有骨响声。符合①②条，或①③⑤⑥条，或①④⑤⑥条同时存在，也可确诊为 KOA。

3. 纳入标准

①符合上述诊断标准；②同意治疗过程中放弃其他药物、理疗、针灸治疗措施，保证依从性良好者；③自愿参加研究，

并签署知情同意书。

4. 排除标准

①非退行性骨关节炎，如创伤性骨关节患者、风湿性关节炎患者等；②6个月内膝关节接受过相关治疗，如关节镜手术、针刀、非甾体消炎药等；③有严重心、肝、肾疾病者；④妊娠期妇女及哺乳期妇女；⑤年龄低于40岁或超过75岁者；⑥合并骨结核、骨肿瘤、痛风性关节炎、类风湿关节炎、腰椎间盘突出症、股骨头坏死等易引起膝痛疾病的患者。

5. 剔除标准

①依从性不好，未能定时接受治疗的患者；②中途参加了其他治疗，如其他药物治疗、针灸、理疗等；③因不良反应退出研究者，但最后计入不良反应统计。

【研究方法】

1. 治疗组

治疗组患者仅予以五福饮（炒党参30g，熟地黄30g，炒白术20g，当归20g，炙甘草10g），中药为绍兴市中医院提供，代煎好后给予患者。每次1袋（约150mL），每日2次，饭后服用，5周为1个疗程。

2. 对照组

对照组患者仅予以服用仙灵骨葆胶囊（批准文号：国药准字Z20025337），组成为淫羊藿、补骨脂、续断、知母、地黄、丹参。1次3粒，1日2次，饭后服用，5周为1个疗程。

3. 疗效判断

（1）膝关节功能指数评分，采用Lequesne总指数进行评价：①膝关节休息痛：正常0分；轻度疼痛、不影响工作1分；较重、不影响睡眠2分；重、影响睡眠3分。②膝关节运动痛：正常0分；上下楼有症状、屈伸无影响1分；上下楼有症状、下蹲疼痛 2 分；行走时疼痛 3 分。③压痛：正常 0 分；重压时疼痛 1 分；中度压力疼痛 2 分；轻压疼痛 3 分。④肿胀：正常 0 分；稍肿、膝眼清楚 1 分；软组织肿胀、膝眼不太清楚 2 分；膝眼不清、浮髌试验阳性 3 分。⑤晨僵：正常 0 分；屈伸僵硬但很快恢复（＜10 分钟）1 分；僵硬、短时间可恢复（10~30 分钟）2 分；僵硬较长时间才恢复（＞30 分钟）3 分。⑥行走能力：没有限制为 0 分；超过 1km 但受限制为 1 分；大约 1km 或步行 15 分钟为 2 分；500~900m 或 8~15 分钟为 3 分；300~500m 为 4 分；100~300m 为 5 分；少于 100m 为 6 分；使用单拐加 1 分；使用双拐加 2 分。

（2）临床疗效评价，参考《中药新药临床研究指导原则》症状积分评分标准，观察治疗前后患者下列指标：①行走时膝部疼痛或不适；②晨僵或起床后疼痛；③休息时关节疼痛；④关节肿胀；⑤关节局部皮肤发热；⑥关节皮色发红；⑦关节屈伸不利；⑧关节压痛；⑨从坐位站立是否需手帮助；⑩最大行走距离；⑪日常活动。其中①②③④⑦⑧⑩根据症状轻重每项计 0~3 分，⑤⑪根据症状轻重每项计 0~2 分，⑥⑨根据有无情况计 0 或 1 分，将以上评分结果累加后最高总分 33 分。治疗后根据评分结果按以下公式计算：主要症状体征改善百分率（%）=（治疗前值 – 治疗后值）/ 治疗前值 ×100%。临床控制：疼痛等症状消失，关节活动正常，积分减少＞95%，X 线显示正常。显效：疼痛等症状消失，关节活动不受限，70%＜积分减少＜95%，X 线显示明显好转。有效：疼痛等症状基本消失，关节活动轻度受限，30%＜积分减少＜70%，X 线显示有好转。无效：疼痛等症状与关节活动无明显改善，积分减少不足 30%，X 线无改变。（其中治疗前后 X 线显示不纳入）

（3）评价方法：分别于治疗前和治疗 5 周后以以上评定标

准对症状进行评分。

4. 统计学方法

数据统计使用 SPSS 17.0 统计学软件，数据均采用 x－±s 表示。组内治疗前后比较用配对样本 t 检验，两组间治疗前后比较用独立样本 t 检验，计数资料采用 χ^2 检验。以 P < 0.05 为差异有统计学意义。

5. 安全性观察

治疗前后检测血、尿、便常规，肝、肾功能，心电图，记录不良反应。

【结果】

1. 两组治疗前后 Lequesne 指数比较

两组治疗前各项积分进行比较，组间差异无统计学意义（P > 0.05），具有可比性。两组组内治疗前后比较，膝关节休息痛、运动痛、局部压痛、肿胀、晨僵和行走能力各项积分及总值治疗后显著下降（P < 0.05），提示五福饮和仙灵骨葆胶囊治疗 KOA 均有显著疗效；两组间治疗后膝关节休息痛、运动痛、局部压痛、肿胀、晨僵和行走能力各项积分及总值差异无统计学意义（P > 0.1），五福饮在治疗 KOA 疗效方面与仙灵骨葆接近。

2. 临床疗效比较

治疗组临床控制 4 例，显效 15 例，有效 16 例，无效 5 例，总有效率 88.9%。对照组临床控制 6 例，显效 16 例，有效 19 例，无效 4 例，总有效率 91.1%。两组比较，差异无统计学意义（P > 0.1）。

3. 两组不良反应比较

两组治疗前后各观察指标均未见异常，提示两种疗法安全。

【讨论】中医学认为，"膝为筋之府，膝痛无有不因肝肾虚者，则风寒湿气袭之"，将本病的病机概括为"本痿标痹"，目前多以"补肾活血学说""经筋理论"为依据，以滋补肝肾、祛风除湿、活血通络、循经用药为治则。我们在临床观察所见，90%以上膝骨关节炎患者除了膝关节疼痛、活动受限之外，舌脉并无变化，肝肾不足的症状并不明显，且中年人群发病呈上升趋势。故认为随着年龄增加，人体五脏虚损的变化与膝骨关节炎发生有密切联系，不局限于肝肾虚损。明代医家张景岳认为"人于中年左右，当大为修理一番，则再振根基，尚余强半"（《景岳全书·传忠录·中兴论》），"凡欲治病者，必以形体为主；欲治形者，必以精血为先"（《景岳全书·传忠录·治形论》），提出"中年修复"观点。结合古代医家观点及临床总结，我们认为还可以通过"五脏同补"治疗KOA。五福饮为张景岳的代表方，见于《景岳全书·新方八阵·补阵》，其组成为人参（补心）、熟地黄（补肾）、当归（补肝）、白术（补肺）、炙甘草（补脾），主治五脏气血亏损。张景岳称"凡五脏气血亏损者，此能兼治之，足称王道之最"。仙灵骨葆胶囊由淫羊藿、补骨脂、续断、知母、地黄、丹参组成，具有滋补肝肾、活血通络、强筋壮骨等功效，临床报道治疗KOA疗效确切。两组治疗后HSS膝关节功能与治疗前比较 P＜0.01，两组间有效率及HSS疗效相比 P＞0.05，显示五福饮与仙灵骨葆胶囊均对膝骨关节炎有明显疗效。防治KOA不能仅囿于祛风除湿、清利湿热、逐瘀通络、补益肝肾等理论，应该从机体的整体观去考虑。五福饮为传统名方，从传统中医名方中挖掘、开发防治膝骨关节炎良方，探索防治KOA新思路，是临床所需，也具有理论创新价值。

参考文献

（本文第一作者叶正从，通讯作者沈钦荣）

膏方治疗骨关节病经验

笔者从事骨伤诊疗工作近 30 年，在冬季每喜用膏方治疗骨关节病，其应用对象主要为骨质增生、骨质疏松、颈椎病、腰椎间盘突出症、骨性关节炎等患者，并取得满意疗效。

一、开路方的应用

笔者在开膏方之前，一般会先让患者服用 1~2 周的中药，名曰"开路方"，为膏方进补做准备。其作用一是先排毒。现代人食膏粱厚味者多，运动少，日久食停痰积湿蕴，气血运行不畅，而开路方中常有化痰、除湿、祛瘀的药物，只有去除毒素，才能轻松受补。二是健脾开胃。中医称脾胃为"后天之本"，只有脾胃功能健全，才能发挥正常的消化、吸收功能，从而获得最佳的补益效果。三是有助于精确辨证。膏方服药周期较长，一般为 1~2 个月，若方不对证，易造成浪费，通过开路方试探，可达药证相符的目的。四是让没有服用过膏方的人，对膏方的理法方药有一个了解和体验，为接下来的膏方进补做好准备，使其能更好地配合膏方调理。服用开路方时，嘱其注意饮食调摄、起居如常、情志舒畅，这样才能获得疗效。笔者常用的开路方为异功散、二陈汤、苓桂术甘汤加减，以健脾益气、化痰祛湿、消食和胃的药物为主。

二、重调不重厚补

笔者对骨关节病的膏方用药，其一是平补为主，养血活血、益气健脾、平补肝肾，以八珍汤、六味地黄丸、大补阴煎为底方。其理由是疾病不同，对象不同，病机不同。笔者认为，骨关节病与慢性消耗性疾病不同，其病变部位在筋骨，对象为中壮年，体质较好，病机为气血运行不畅，故无须重补。其二是补行同施、动静结合。通过行气活血、化痰祛湿药与益气养血、壮筋健骨药的合理配伍，使骨关节病患者气血恢复通畅，通则不痛。在选用熟地黄、黄精、玉竹、龟甲胶、阿胶、鳖甲胶等补药的同时，或可选用砂仁、建曲、陈皮、枳壳等理气醒脾药，使补而不腻。其三，根据痰瘀同源理论，笔者喜化痰药与活血、祛风通络药同用，选用川贝母、石菖蒲、延胡索及全蝎、蜈蚣、蕲蛇、炮山甲、鹿角等走窜通络的虫类及动物药。

三、归经药的应用

笔者开膏方时，十分重视归经药的应用，认为这是古代医家留给我们的宝贵经验，有助于提高疗效，应很好地继承。如病位在颈、腰部，膏方中常选用入太阳经、肾经、督脉的药物；如治颈椎病，常选独活、羌活、川芎、葛根等；治腰椎间盘突出症，常选杜仲、金狗脊、菟丝子、淫羊藿、小茴香等；治膝关节疼痛，选用木瓜、牛膝等，再加上入十二经的威灵仙等，以提高疗效。

四、辅药的选用

一般来说，妇人多选用阿胶以补血；肾阳不足者，多选择鹿角胶，因为鹿角胶温肾补阳的作用更明显；肝肾亏虚者，龟甲胶、鳖甲胶均可使用，骨质疏松者用龟甲胶，骨质增生者用鳖甲胶，因其兼有软坚散结的功效。骨关节患者的膏方都可适量加入绍兴黄酒，既能纠味，又能取其活血通络的作用。由于中老年人群中，患糖尿病者不少，因此，应以木糖醇替代冰糖为甜味添加剂。除此之外，在使用膏方时，为获得理想的疗效，应注意每日服用，不能服服停停，并且注意饮食清淡、起居按时、情志平和，患重感冒及妇人经期时应停药。

五、基本方组成

白蒺藜、炒白术、薏苡仁各210g，炒党参、茯苓、熟地黄、当归、炒白芍、苍术、怀山药、山茱萸、生玉竹、制黄精、杜仲、狗脊、淫羊藿、天冬、麦冬、红枣、黄芪各105g，砂仁粉、穿山甲各56g，扁豆花、陈皮、厚朴花、沉香曲（包）、枸杞子、桔梗各70g，干石斛84g，鹿茸胶、龟甲胶各150g，黄酒、冰糖各400g（或用木糖醇代）。该方具有补肾壮骨、益肝养筋、舒经通络之功。上药如法制膏，每日晨起服用一大匙，40日服完。

（第一作者马军华，通讯作者沈钦荣）

灵仙痛消散热熨治疗腰椎间盘源性腰腿痛临床观察

腰椎间盘突出症（以下简称腰突症）是临床常见病、多发病，中药外治对本病有独特优势，为观察其疗效，我们在1998年5月—2000年5月，使用灵仙痛消散热熨治疗腰椎间盘源性腰腿痛100例，并与痛克喷剂外用治疗病例100例进行对照。经1个疗程治疗观察及经3个月至1年随访观察，观察组疗效均优于对照组。

【临床资料】临床共观察200例，按来诊顺序随机均分为观察组、对照组。观察组100例，男58例，女42例；年龄小于30岁11例，31~60岁83例，大于60岁6例；单节段突出89例，2节段以上突出11例；侧突型85例，中央型15例；病程2周以内者43例，2周~1年40例，1年以上7例。对照组100例，男51例，女49例；年龄小于30岁14例，31~60岁77例，大于60岁9例；单节段突出84例，2节段以上突出16例；侧突型87例，中央型13例；疗程2周以内者40例，2周~1年54例，1年以上6例。所有病例均无椎间盘摘除手术史、抽吸术史及胶原酶溶核治疗史，均经CT或MRI检查诊断为腰椎间盘突出、脱出或膨出，均以腰腿痛为主症。经统计学处理，两组在性别、年龄、病情、病程等方面均无显著性差异，有可比性。

【治疗方法】观察组采用自制灵仙痛消散热熨，处方：威灵仙20g，制马钱子10g，蕲蛇15g，制川乌10g，制草乌10g，制附片 10g, 肉桂 10g, 独活 10g, 宣木瓜 20g, 陈艾叶 10g, 白芥子 10g, 川萆薢 20g, 寻骨风 10g, 伸筋草 10g, 土鳖虫 10g, 三棱 10g, 莪术 10g, 炒杜仲 10g, 丁香 10g, 细辛 20g, 冰片 10g。上药共研为末, 分装入 18cm×13cm 大小的布袋中, 每袋 80g。使用时将药袋放于患处, 用 50 度白酒 2~3 匙浸湿, 上敷热水袋加热 (2 个热水袋交替使用), 每日 1 次, 每次 30 分钟。药物用后宜存放在密闭的塑料袋内, 每袋药可连续使用 1 周, 4 周为 1 个疗程。局部有伤口、皮肤病、用后皮肤过敏者及孕妇禁用。对照组采用痛克喷剂, 其主要成分为鲜淡水珍珠蚌肉及中药三七, 每瓶 20mL, 每 2 小时喷患处 1 次, 每日 6 次, 4 周为 1 个疗程, 孕妇慎用。

【治疗结果】

1. 疗效评定标准

治愈: 腰腿痛消失, 直腿抬高试验 70° 以上, 恢复原工作。好转: 腰腿痛减轻, 腰部活动功能改善。未愈: 症状、体征无改善。

2. 疗效评定结果

经 1 个疗程治疗后, 观察组总有效率为 94.0%, 对照组为 66.0%, 两组比较 (P < 0.05), 有显著性差异。经 3 个月至 1 年随访, 观察组中有 3 例好转的病例转为治愈, 对照组有 1 例治愈病例转为好转, 有 4 例好转降为未愈, 观察组总有效率为 95.0%, 对照组总有效率为 56.0%, 两组比较 (P < 0.05), 有显著性差异。在治疗过程中, 观察组发生皮肤过敏 5 例, 对照组发生 6 例, 均以局部瘙痒、出现小红斑点为主要症状, 均未做特殊处理, 停药后自行消失, 均未发现其他副作用。对两组疗效与椎间盘突出程度及发病时间的关系做了统计, 结果不论是观察组还是对照组, 均以单纯的椎间盘膨出、发病时间短者疗

效好。

【讨论】本法治疗腰突症，是以对其致病机理新认识为依据的。对腰突症致病机理的认识，人们以往把重点放在突出的椎间盘压迫硬膜囊及神经根上，因此治疗以手术摘除椎间盘为主。但是，事实上不少病例在髓核切除术后效果并不理想，还发现 CT 显示腰椎间盘突出明显者，可以无明显症状；而非手术疗法治疗腰突症，椎间盘未摘除，却能有效改善症状。由此，人们逐渐对单纯的机械性压迫的刺激产生疼痛的理论产生怀疑。近来的研究表明，腰突症发病原因可分为椎管内因素和椎管外因素，临床以椎管外因素引起者为多数。椎管内因素是神经根鞘膜外或硬膜外脂肪长期受压，从而产生水肿、充血、粘连、纤维组织增生等无菌性炎症改变，刺激神经末梢，在临床表现为痛麻并存；椎管外因素是外伤、劳损等因素引起腰臀部软组织痉挛或挛缩，使局部产生无菌性炎症，刺激周围神经干。也就是说，腰腿痛症状的病理基础不单纯是椎间盘突出，而是脊柱一个功能单位一系列改变（或退变）所造成的，它可以由一些复合因素所引起，也可以某一因素为主因。脊柱一个功能单位的一系列改变，包括椎间盘突出、椎间不稳定、关节囊及韧带松弛、黄韧带肥厚、椎间孔和（或）椎管及侧隐窝狭窄等病变。这些观点告诉我们，治疗腰突症不能仅着眼在突出的椎间盘上，只有消除或减轻局部无菌性炎症，才能消除或改善症状。

中医学认为，腰突症属痹证范畴，肝肾不足是其本，六淫杂感、痰浊瘀血互结是其标，寒热错杂、虚实互见是其发病特征。灵仙痛消散就是根据上述腰突症的致病机理而拟定的，经临床验证，效果满意。其用药配伍特点有以下几方面：①用止痛药，如制马钱子、制川草乌、细辛等，力专功大；②用芳香药，易被皮肤吸收；③寒热并用，标本兼施，祛风宣痹与活血通络并进，再加上白酒性温走窜作药引，诸药合用，有活血、化瘀、祛风、利湿、通络、宣痹、散寒、止痛、补肾、益肝等功效。以本方药外敷，在药物上面加以热熨，使局部温度升高，血管扩张，微循环加快，促进分子运动和细胞内外物质的交换，有利于药物吸收和进入血液循环。同时，辛香类药多有挥发油和辛辣素，这些物质一是能够对表皮细胞产生刺激，造成炎性损伤，由此增加了细胞膜的通透性，有利于吸收药物；二是皮肤腺体的开口因受刺激而增大，有利于大分子的药物和脂溶性的药物吸收。从本组临床观察结果可以看出，热熨法除具有温热的刺激作用和药物的治疗作用外，还具有穴位、经络（所热熨的部位包括华佗夹脊穴及其他穴位）的调整作用，它们相互影响和相互补充，共同发挥整体治疗作用。

本方中虽有毒性药，但经炮制，且为外用，又不直接接触皮肤（外有布袋），加之配方比例得当，从临床观察的结果看，观察组疗效优于对照组，且远期疗效稳定，副作用很少。该方法无手术治疗的禁忌与并发症，亦无严格的条件限制，是一种使用方便、无痛无创、疗效可靠的疗法，对单纯腰椎间盘突出症、病程较短者，更为适宜。

抗痿通痹搽剂外用治疗膝骨关节炎临床观察

膝骨关节炎是临床常见病，中药外治是常用而有效的方法之一。为观察抗痿通痹搽剂外用对本病的疗效，笔者将 2004 年

3月—2005年4月治疗的100例患者随机分为两组，以酮洛芬凝胶外用为对照。

【临床资料】

1. 一般资料

将100例患者按随机表抽签法分为两组，观察组（A组）60例，对照组（B组）40例。所有数据均进行统计学处理分析，结果显示两组之间上述各项指标比较，P均大于0.05，提示组间各项差异无显著性，具有可比性。

2. 诊断标准

①40岁以上；②膝关节疼痛，负重、活动后加重3个月以上；③膝关节活动受限、僵硬；④膝关节周围压痛，或伴有膝关节摩擦音或浮髌试验阳性；⑤X线示膝关节骨质增生。排除膝部肿瘤、结核及膝关节化脓性炎症、先天性畸形及半月板损伤、膝部关节内骨折所致骨性关节炎及膝关节风湿性关节炎、类风湿关节炎，或中途停止接受治疗者。

【治疗方法】

1. 治疗组（A组）

A组使用的抗痿通痹搽剂为经验方，主要药物为威灵仙、蟾酥、制川乌、红花、龟板、黄芪、冰片、花椒、细辛等，由本院制剂室制成搽剂。每日用手涂搽患膝3次，每次15分钟，3周为1个疗程。

2. 对照组（B组）

B组使用酮洛芬凝胶，每支30g，每日用手涂搽患膝3次，每次15分钟，3周为1个疗程。

两组患者在治疗期间均尽量避免负重及做深蹲动作，并进行股四头肌等张舒缩锻炼；同时停用与治疗本病有关的中西药物。全部患者均在治疗1个疗程后进行评价。

【治疗结果】

1. 疗效评定标准

按照 HSS 膝关节功能评分标准进行评价，疼痛 30 分、行走功能 22 分、关节活动度 18 分、肌力 10 分、屈膝畸形 10 分、稳定性 10 分，共计 100 分，并设定了若干减分项目。临床疗效按优 > 85 分、良 70~84 分、中 60~69 分、差 < 60 分评定。

2. 疗效评定结果

本组 100 例均获得 3 个月以上随访，治疗期间 A 组有 2 例、B 组有 1 例出现皮肤瘙痒、红疹等皮肤过敏症状，均未处理，停药 1~2 天后，能继续按期治疗。

【讨论】膝骨关节炎是一组由多种原因导致的以关节软骨退变为主要病理特征的临床综合征，其最主要症状是膝关节疼痛和行走功能障碍，其发病机理尚未完全明了。但有研究表明本病与骨内循环障碍，骨内静脉回流受阻从而引发骨内压升高有关。现代药理研究证实，中医药具有延缓软骨退变、降低骨内压、改善骨性关节炎症生理生化指数的作用。

膝骨关节炎属中医学"骨痹"范畴，《素问·脉要精微论》说："膝者，筋之府，屈伸不能，行将偻附，筋将惫矣。""膝痛无有不因肝肾虚者，虚则风寒湿气袭之。"随着年龄增大，肝肾日渐衰惫，难以充盈筋骨，骨枯则髓减，骨质因而疏松，长期超负荷负重致骨骼变形，筋不得滋润则关节疼痛、活动障碍，而肝肾不足，日久必累及气血导致亏虚。所以，本病以肝肾不足、精血亏损为本，感受风、寒、湿、热，气滞血瘀为标，有人将其概括为"本虚标实""本痿标痹"，常以祛风除湿、活血化瘀、通络止痛、补益肝肾为治疗原则。本搽剂以威灵仙、川乌、红花祛风通络、活血、宣痹止痛；蟾酥、细辛、冰片、花椒寒温并用，通络止痛；龟板、黄芪补益肝肾、气血。在诸多因素引起的软骨退变过程中，滑膜的炎性介入是加速软骨退变且诱发临床症状的重要因素之一。有实验结果显示，中药一方面能抑制、减少滑膜的炎性破坏；另一方面通过促进局部血液循环，增加滑液分泌，促进软骨的修复。而非甾体类药物虽然在早期对滑膜炎症改变有效，但中晚期作用减弱，且对延缓软骨的退变未见明显影响。中药治疗本病有其独特优势。本搽剂经浙江中医学院小鼠耳郭肿胀试验、小鼠醋酸试验显示"具有显著的抗炎、镇痛作用"；皮肤急性毒性试验观察证明家兔完整和破损皮肤均未出现毒性作用；而皮肤刺激性实验表明本品对皮肤的刺激性为轻度；通过皮肤过敏性实验观察豚鼠皮肤接触本药产生反应情况，结果表明豚鼠未出现过敏反应。这些实验结果均证明本搽剂"是一种毒性和刺激性都很小、无过敏性、安全性较好的外用制剂"。从统计结果看，观察组的近期疗效及随访后疗效都优于对照组；对于能按要求正确使用搽剂，平时能避免负重，注意生活、工作姿势，并进行持续锻炼者，疗效更加明显、持久；骨刺的生长部位与症状、疗效无明显关系。

　　本搽剂在使用时有 2 例发生轻度皮肤过敏反应，停药 1~2 天后自动消失。本搽剂采用局部治疗，既克服了口服中药口感不佳、对胃肠道刺激大等缺点，又符合现代医疗自然用药、局部治疗、内病外治的三大趋势。本搽剂治疗本病具有廉便验的特点，尚需积累更多的经验，进一步在临床推广。

参考文献

骨伤外用方应用经验

一、外洗方

外洗方由海桐皮、伸筋草、络石藤、威灵仙、鸡血藤、萆薢、忍冬藤各30g，桂枝10g，黄柏20g，木瓜、白芥子、艾叶、独活、三棱、刘寄奴、莪术、牡丹皮、苍术、丹参、川牛膝、天花粉各15g组成，也可研粗末。本方的组方特点：一是用络石藤、鸡血藤、忍冬藤、桂枝、海桐皮等藤、枝、皮类药以祛风、利湿、通络；二是用莪术、三棱、刘寄奴、川牛膝等药以活血、祛瘀、止痛；三是用黄柏、天花粉、牡丹皮、丹参等药以清热解毒、凉血散瘀。其主要适用于：①膝骨关节炎，膝半月板损伤（Ⅲ度以下）；②慢性伤筋疾病；③骨折、脱位后期。禁忌证有感染类骨病，如骨髓炎、局部软组织感染等。使用方法：每剂药加水3000~4000mL，煎熬30分钟。煎熬完成后药液剩余约2000mL，药液和药渣不要分开。将患处置于距药盆适当距离（患者感到温热即可），先用热气熏蒸，待药液降至50℃左右时，药盆中放一块毛巾，用浸透药液的毛巾热敷患处。当药液降至40℃左右时，用毛巾包裹药渣并浸入药液热敷患处（本院已将外洗方打成粉状）。每次熏洗30分钟，每日2次，每日1剂药。每剂药第1次使用时，煎熬30分钟，再次使用只需烧开即可，4周为1个疗程。实际临床使用时，其疗程长短视病情而定。外洗方可单独使用或与其他疗法联合应用，在减轻症状，促进膝关节功能恢复方面收到良好的临床效果。

陈某，男，67岁，就诊时间2008年11月2日。患者左膝关节疼痛10余年，局部肿痛加重1个月，影响日常生活。X线摄片示左膝关节增生明显，内侧关节间隙变窄。诊断为左膝骨关节炎。予西药口服效果不佳，后转来就诊。处以上述外洗方7剂，外洗，每日3次。嘱避免做下蹲等动作，适当进行股四头肌锻炼。1周后复诊，见左膝部肿痛减轻，续用原方7剂外洗，第2次复诊时左膝关节肿痛显著缓解，不影响日常生活。再嘱其连洗2周以巩固疗效。

二、颈痛药枕方

药枕法是将一定的药物装入布袋内做枕头，以达到治疗疾病目的的一种方法。颈痛方由薄荷、肉桂、冰片各50g，玫瑰花、小茴香、菊花、艾叶各100g组成。本方的组方特点：一是用菊花、玫瑰花、薄荷、艾叶等花类芳香、清利头目的药；二是用小茴香、肉桂味辛性温，芳香走窜、宣络开窍的药，并以冰片做透皮质剂。花类药、小茴香做枕有舒适感。此药枕主要应用于颈椎病和落枕的治疗，以颈椎病中的神经根型、颈动脉型和颈型效果为佳，症状以颈肩痛胀麻、头晕、失眠为主。使用方法：把上述所选药物直接装入布袋，当作枕头用，药枕大小为40cm×20cm×10cm。睡眠时注意药枕的舒适度。上述诸药具有易挥发的特点，在早晨醒来后把药枕用更大些的塑料袋套住，以减少药物的挥发，同时可以防潮。枕套面料宜采用纯棉布，不要为了漂亮和好洗而选用化纤枕套，棉布也不要太厚，否则会影响效果。药枕一般2周更换1次，4周为1个疗程；也可长期使用，疗效更巩固。

王某，女，57岁，就诊时间2010年1月15日。患者有神经根型颈椎病病史多年，症状为颈肩部疼痛，伴双手稍麻木，轻度失眠，经中西医多种方法治疗后症状未见缓解。投以上方，做成药枕，坚持使用2个月，此期间配合其他治疗方法，2个月后颈肩部疼痛明显缓解，双手麻木减轻，失眠亦治愈。

三、腰痹敷贴方

腰痹敷贴方由杜仲、狗脊、桑寄生、香加皮、小茴香、制乳香、制川乌、制草乌、制马钱子、制附片、肉桂、独活、白芥子、艾叶、丁香、三棱、莪术、土鳖虫、伸筋草、萆薢、细辛、冰片各10g，威灵仙20g，蕲蛇、木瓜各15g组成。痹证多由风、寒、湿三邪阻滞经络，气血运行不畅所致。本方的组方特点：一是以蕲蛇、威灵仙、木瓜、萆薢、伸筋草、独活等祛风、利湿、止痛；二是以制川乌、制草乌、制马钱子、小茴香、丁香、细辛等散寒、通络、定痛；三是以土鳖虫、三棱、莪术破血祛瘀、行气止痛，因病久多瘀；四是以香加皮、杜仲、桑寄生、狗脊补肝肾、强筋骨，攻补兼施，因病程缠绵，多虚实错杂；五是以白芥子化痰，因湿多夹痰。将上述诸药研细末装罐，用时以适量新鲜生姜汁、大蒜汁调成膏状。让患者选择合适的体位，暴露所选穴位，贴药前定准穴位，将药糊搓成1元硬币大小，厚度5mm，贴在所选的穴位上，用胶布固定。每次贴敷1天，局部有灼热感、皮肤潮红，极少有人起疱。1周后视皮肤情况可再贴。

穴位贴敷作用于人体，其主要表现为一种综合效果，既有药物对经络穴位的刺激作用，又有药物本身的作用。本方所选穴位以督脉、委中、承山、足三里、涌泉穴为主。穴位敷贴要注意以下事项：①膏药贴敷处若感觉灼热难受，需提前将药物去除，避免皮肤损伤。②贴敷药膏应现配现用，不要久置，以免气候炎热使药物变质失效。③对胶布过敏者，可改用肤疾宁膏或用绷带固定贴敷药物。④对久病体弱消瘦以及有严重心脏病、肝脏病等患者，使用药量不宜过大，贴敷时间不宜过久，并在贴敷期间注意病情变化和有无不良反应。⑤对于孕妇、幼儿不宜使用。

潘某，女，45岁，就诊时间2010年4月13日。患者5年前因腰椎间盘突出症行手术治疗，术后疼痛得除，但近1年来又出现持续腰痛，伴左下肢麻痛，甚则行步困难，坐立均痛。经多法治疗而效不显，经好友介绍来诊。患者身材肥胖，L4~L5压痛明显。舌黯、苔腻，脉沉弱无力。辨属肾虚湿瘀阻滞经络，治以补肾化湿通络。以腰痹敷贴方选督脉上的压痛点，配委中、承山、足三里、涌泉穴。1周后腰腿痛明显缓解，连用4周，已能适应轻便工作。

【小结】

笔者认为，外用方有其独特优势，在临床很受患者欢迎。清代外治大师吴师机在其《理瀹骈文》中指出："外治之理即内治之理，外治之药亦即内治之药，所异者法耳。"外用方通过药物对特定部位（经络、穴位）的刺激，疏通经络，调理气血，达到恢复正常功能的目的。中药外治具有直达病所、疗效明显、副作用小等优点，可收到"良药治病不伤胃"的效果。

笔者认为重视以下几点，对提高和巩固疗效非常重要：①保持工作、生活的正确姿势，如避免长时间操作电脑或躺在床上看电视等；注意患肢的功能锻炼，颈肩痛的患者加强肩关节的活动，腰痛的患者可以进行倒走或者反手干活（如平时以右手为主者，简单活可以试着用左手去干），这样可以起到平衡脊柱两侧肌肉的作用；膝骨关节炎患者进行股四头肌等长锻炼，避免做下蹲、爬高等动作。②外治方的应用需循序渐进、持之以恒，日久才能彰显满意效果，浅尝辄止往往效果不显。③过敏体质者慎用。

参考文献

（本文第一作者胡松峰，通讯作者沈钦荣）

现代研究

中药治疗四肢骨折术后早期肿胀

骨折术后早期肿胀是临床常见症状，若不及时消肿，会影响骨折愈合、功能恢复，甚至发生伤口感染、骨筋膜间室综合征等。西医学认为，创伤及手术后机体产生的炎症反应，影响血管微循环，造成肢体组织间液增加而发生肿胀，治疗方法主要是甘露醇静脉滴注，但应用不当，可发生症状进行性加重、电解质紊乱、肝肾功能损伤等不良后果。临床上中医根据患者不同病情，常采用活血消肿、利水消肿、益气消肿、养阴消肿、解毒消肿诸法，内外兼治，方法灵活，疗效满意。

一、中药内服法

1. 活血消肿法

骨折术后局部组织受内源性炎性物质影响，血管通透性增加，血流发生改变，黏度增高，呈中医"血瘀"状态：活血化瘀药通过改善血液流变学的性质，使瘀血浓黏、凝集的程度减轻，促进局部血液循环尽早恢复，加快血肿内瘀血吸收而有利消肿。刘松将下肢骨折术后肢体肿胀患者随机分为两组，对照组予甘露醇静脉滴注消肿治疗，治疗组在此基础上予复元活血汤和金铃子散（柴胡、天花粉各12g，当归10g，红花8g，桃仁、金铃子各10g等，每天1剂，水煎服，煎汁300mL，每次150mL口服）。结果显示，治疗10天后，治疗组的术后肿胀改善率为93.33%，而对照组为70%。毛华晋等将股骨干骨折术后的患者随机分为两组，均予常规抗感染、镇痛治疗与基础护理，试验组加桃红四物汤（桃仁、红花、赤芍各20g，当归、生地黄各15g，川芎10g，每天1剂，水煎服，分早晚2次温服，疗程1周），结果显示，试验组与对照组总有效率分别为97.02%、79.75%。张利克运用身痛逐瘀汤（桃仁、红花、当归、牛膝各9g，川芎、没药、五灵脂、地龙、甘草各6g，秦艽、香附各3g，每天1剂，水煎服，疗程为1周）治疗胫腓骨骨折术后肿胀患者，与静脉滴注七叶皂苷钠对比，治疗1周后，发现身痛逐瘀汤组在改善血液循环方面总有效率为96.7%，而对照组为73.3%，治疗组优于对照组，同时避免了七叶皂苷钠对静脉、肾脏的不良影响。

2. 利水消肿法

骨折局部血管受损破裂，血液流入组织间隙，造成组织静脉压升高，组织液回流障碍，形成潴留，即"瘀血性水肿"。许鸿照提出"治血重治水"的观点，认为针对损伤的早期肿胀，宜"通利活血清其体"。罗一等采用桃核承气汤加减（桃仁、大黄各10g，桂枝6g，归尾、枳壳各10g，炙甘草6g等，每天1剂，早晚开水冲服）联合甘露醇治疗胫腓骨骨折术后患肢肿胀，与单纯甘露醇治疗对比，以肿胀消除的程度及时间作为观察指标，结果显示，试验组、对照组有效率分别为96.9%、78.1%。鲍自立等采用四物五苓汤（当归15g，黄芪20g，川芎15g，茯苓12g，泽泻、白术各15g，猪苓12g等，水煎服，共7剂，每天1剂，早晚分服）治疗下肢骨折术后肿胀，对照组予甘露醇，两组有效率分别为79.4%、53.3%。秦天芝等利用活血利水法治疗髌骨骨折术后肢体肿胀与传统的活血化瘀、理气止痛法对照，结果显示，治疗6天后，两组的有效率分别为63.3%、33.3%。

3. 益气消肿法

药理研究表明，黄芪、党参等补气药可增强机体免疫力，降低血小板黏附力，改善微循环，有明显利尿作用，可达到消肿目的。肖群飞认为下肢骨折术后失血久卧伤气，津液输布失常，血运不畅，水液停滞，其肿胀由气虚血瘀所致，其用桃红四物汤合防己黄芪汤（黄芪 30g，桃仁、红花各 6g，当归、川芎各 10g，赤芍 15g，防己 10g，茯苓 12g，白术、泽泻各 15g）化裁治疗上述证候患者，与口服地奥司明对照，治疗 1 周，两组的显效率分别为 66.7%、36.7%。肖义陂等认为高龄患者体质、气血虚弱，骨折后予手术治疗，经络受损，血不循经溢于脉外，形成瘀血，呈现气虚血瘀证候，其运用补阳还五汤（黄芪 20g，当归 15g，川芎、白芍、地龙各 10g，桃仁、红花各 6g，泽泻、茯苓各 10g，水煎服，每天 1 剂，共 10 剂）治疗气虚血瘀证的高龄患者 70 例，结果显示，显效 50 例，有效 16 例，无效 4 例。李晓军等利用益气活血方治疗胫腓骨骨折术后早期肿胀与复方甘露醇组对照，治疗组和对照组的显效率分别为 68.9%、40.0%。

4. 养阴消肿法

药理研究提示，清热凉血药如生地黄、玄参能扩张血管，降低毛细血管的通透性，减少渗出，改善微循环。黄昆等认为骨折术后，伤及筋脉，离经之血停于体内成瘀，久积化热，热能伤津耗气，日久气血虚，阴津受损，证属气阴两虚，治宜益气补血、养阴生津除热；其采用青蒿鳖甲汤合当归补血汤（青蒿 6g，鳖甲 15g，生地黄、知母各 9g，当归 6g，黄芪 15g，牡丹皮 6g 等）治疗股骨干骨折术后早期肿胀，与空白安慰剂对照，发现治疗组患肢周径消退程度均值为 7.6cm，而对照组均值为 2.8cm，疗效显著。林晓光等从血热证的角度将骨折术后肿胀辨证为瘀血凝滞，可见局部红肿热痛，采用养阴凉血祛瘀法，予自拟凉血祛瘀煎（毛冬青20g，赤芍、牡丹皮、生地黄、牛膝各15g等，水煎服，每天1剂餐后服）治疗踝部骨折术后肿胀与桃红四物汤（熟地黄、当归各15g，白芍10g，川芎8g，桃仁10g，红花5g，用法同前）对比，以肿胀度[（患肢周径–健侧周径）/健侧周径×100%]为观察指标，治疗7天后，结果显示，两组均值分别为3.54%、7.54%，组间差异有统计学意义（P < 0.01）。

5. 解毒消肿法

李欣依等认为下肢骨折及术后，气血受损，若机体正气不足，邪毒易乘虚而入，引起受损肢体邪毒感染，应辨证为热毒炽盛型肿胀，症见患者肢体肿胀，疼痛明显，皮肤焮红，伴灼热，苔薄黄或黄腻，脉洪数或数。其将热毒炽盛型患者随机分成两组，对照组予甘露醇联合七叶皂苷钠治疗，治疗组在此基础上加加味五味消毒饮（金银花、野菊花、蒲公英、紫花地丁、天葵子、丹参、鸡血藤、伸筋草、桃仁、红花等，每天1剂，分2次），治疗2周后总有效率治疗组为90.0%，对照组为75.0%，组间差异有统计学意义（P < 0.05）。陈红伟采用五味消毒饮（金银花、川芎、当归、泽泻、川牛膝、生甘草、延胡索、野菊花等，水煎服，1天1剂，1天3次）治疗下肢骨折术后肿胀的患者，与传统甘露醇静脉滴注对照，在改善伤肢与健肢周径差方面，两者的总有效率分别为92.5%、80.0%。江一帆认为术后肢体肿胀与湿邪侵袭有关，采用五味消毒饮化裁方（金银花、野菊花、当归、蒲公英、紫花地丁、川芎、川牛膝、紫背天葵子等，对于肿胀范围较大、积液多的患者加红藤、败酱草，对于免疫力低下的患者添加生地黄、茯苓等，加水用文火慢煎，早晚各1次，每次150mL）治疗下肢骨折术后早期肿

胀，甘露醇静脉滴注联合阿司匹林肠溶片口服作为对照组，治疗2周后，两组总有效率分别为90.48%、79.37%，组间差异具有统计学意义（P < 0.05）。

二、中药外治疗法

李世伟等采用中药热熨法治疗四肢骨折术后肿胀患者，在术后2天内均使用冰敷和静脉滴注甘油果糖治疗，术后第3天开始，治疗组利用自制中药热熨方（肉桂、川花椒、蚕沙、小茴香、制草乌、制川乌等，剂量略），与继续使用甘油果糖静脉滴注治疗对照，连续7天，以肿胀改善程度为指标，前者显效率达55.07%，后者显效率为39.68%，组间差异有统计学意义。廖惠莲等通过热奄包的形式，多采用温经通络、行气消胀的紫苏子、莱菔子、白芥子等药，治疗胫腓骨骨折术后肢体肿痛的患者，在术后第3天开始予四子散热奄包外用，连续3天，在肿胀程度的改善方面，其显效率为83.62%，而抬高患肢、静脉滴注甘露醇等常规治疗的显效率为53.27%。刘伟栋等利用中药熏蒸的方法，重视祛瘀通络、强壮筋骨，采用医院中药熏蒸协定方（牛膝、木瓜、威灵仙、桑寄生、骨碎补、红花、鸡血藤、当归、伸筋草、丹参、防风、独活、羌活、秦艽、透骨草、五加皮、千年健）治疗围手术期的四肢骨折肿胀，与常规静脉滴注七叶皂苷钠对比，入院后连续治疗7天（手术当天停用），以肢体肿胀程度为指标，两者显效率分别为82.50%、47.50%，组间差异有统计学意义（P < 0.01）。刘斌采用黄栀洗液（大黄、生栀子、黄柏、生石膏、牡丹皮、当归、黄芩、赤芍、白芍、姜黄、红花、胆草、苦参、地榆，剂量略）纱布治疗胫腓骨骨折术后肿胀，与75%酒精纱布对照，连续治疗4天，以患

肢肿胀度为观察指标，发现前者均值为 4.64%，而后者均值为 6.82%。

三、中药内外联合疗法

晋存等采用中药方（人参、甘草、生姜、泽泻、苍术、猪苓、茯苓、桂皮、乳香、没药等，剂量略）内服合并其中药渣滓足底外敷治疗胫骨平台骨折术后肿胀患者，与七叶皂苷钠静脉滴注对比，连续治疗 5 天后，两组的有效率分别为 93.48%、88.82%。杜竑颋等利用中药内外兼治法治疗桡骨远端骨折术后肿胀，对照组予常规治疗，中药组在对照组的基础上加本院骨科经验方治伤 1 号（参三七、川牛膝、当归、茯苓皮、赤芍、桃仁等，剂量略）内服和本院骨科自制熏蒸方（木瓜、制川乌、制草乌、藿香、川牛膝、乳香、公丁香，剂量略）外用（避开伤口，中药包离皮肤 5cm 左右），术后第 1 天开始，以肿胀度为观察指标，连续治疗 7 天，发现治疗组均值为 4.06%，对照组为 5.33%，组间差异有统计学意义（P < 0.05）。李畅居利用中药内服外洗联合治疗下肢骨折术后肿胀，与骨肽注射液静脉滴注联合冰袋外敷对照，两组总有效率分别为 94.9%、81.4%。

【小结】

近年来，中医药治疗骨折术后肿胀的方法不断创新、发展，为临床提供了多种选择，但何种证型适合何种方法，缺乏统一标准，离制定规范、指南尚有距离。

参考文献

（本文第一作者王泽，通讯作者沈钦荣）

五福饮治疗膝骨关节炎大鼠模型实验研究

随着年龄增长，人体五脏虚损的变化与 KOA 的发生有密切联系，运用五脏同补代表方五福饮对其进行治疗可取得不错疗效。为探讨其可能的作用机制，以 Hulth 法复制 KOA 模型，我们观察五福饮颗粒剂对 KOA 大鼠炎症因子及骨形态发生蛋白（BMP-2）的影响，为五脏同补治疗膝骨关节炎提供实验室依据。

【实验材料】

1. 动物

健康 SPF 级雄性 SD 大鼠 30 只，体质量（220±18）g〔许可证号：SCXK（沪）2008-0016〕。动物饲养于浙江中医药大学鼠类 SPF 级实验室〔合格证号：SXYK（浙）2013-0184〕，饲养温度 20~23℃，湿度 50%~60%，光照每 12 小时阴暗交替，通风 8~15 次/小时，自由饮食并保证充足的饮水，适应性饲养 1 周后分组实验。

2. 药物

五福饮颗粒剂：党参、熟地黄、白术、当归、甘草按 3：3：2：2：1 比例配制，颗粒剂 1g 相当于煎剂药量 5g。

3. 试剂

鼠白细胞介素 -1β（IL-1β）酶联免疫吸附测定（ELISA）试剂盒（批号：SEA563Ra），鼠白细胞介素 -6（IL-6）酶联免疫吸附测定（ELISA）试剂盒（批号 SEA079Ra），广谱二抗（批号 D-3004），辣根过氧化酶（批号 A1820），DAB 浓缩型试剂盒（批号 FL-6001），中性树脂（批号：G8590），兔抗大鼠 BMP-2

（批号：14933）。

4. 仪器

超低温冷冻储存箱（DW-MW138），旋涡振荡器（K30），生化培养箱（LRH-250A），多功能酶标仪（SpectraMaxM3），正置显微镜（CX41），恒温烘箱（DHG-9023A），石蜡91切片机（SQ2125），摊片机（Ppthk21B），IMS图象分析系统（浙江中医药大学），数码相机（D5100），台式高速冷冻离心机（Eppendorf-5417R）。

【实验方法】

1. 分组及造模

健康SPF级雄性大鼠30只，适应性喂养1周后，采用随机数字表法分为假手术组10只和造模组20只。造模组大鼠称重后，常规术前准备，Hulth造模法建立KOA模型，取大鼠右膝内侧入路，切断内侧副韧带，剪断前后交叉韧带，再完整剔除内侧半月板。假手术组只做切口暴露关节后缝合。术后给予青霉素4万U肌内注射，1天2次，连续3天。术后随机按数字表法将造模组20只分成模型组10只和治疗组10只。各组在实验过程中未出现脱落。5只1笼进行喂养，术后1周强迫各组大鼠每天活动1小时，连续驱赶4周。

2. 药物干预

大鼠药物用量换算采用人和动物的体表面积计算法，人为大鼠的1/6。五福饮颗粒剂成人0.44g/（kg·d），则大鼠为2.64g/（kg·d）。治疗组在造模6周后按2.64g/（kg·d）灌胃，其余各组按10mL/kg蒸馏水灌胃，1天1次，灌胃4周。

3. ELISA法检测各组大鼠血清及关节液 IL-1β 和 IL-6 浓度

各组药物干预结束1周后，用2%戊巴比妥钠（40mg/kg）腹腔注射麻醉成功后，腹主动脉取血5~10mL置于抗凝管内，静置 30 分钟后，放入 3000r/min 的离心机，离心 15 分钟取血清。处死大鼠立即切取各组大鼠右膝关节，打开关节囊，用 2mL 生理盐水冲洗关节腔，取约 2cm 直径 10mL 一次性无菌尿杯，上置 0.25μm 一次性过滤器收集关节冲洗液，移液器转移至 2.5mL EP 管，离心 5 分钟，取上清液约 1mL。指标测定按照 ELISA 检测试剂盒说明书进行。在酶标包被板上设标准品孔 10，在第 1 和第 2 孔中分别滴加标准品 100μL，接着加标准品稀释液 50μL，混匀；然后从第 1 孔和第 2 孔中各取 100μL 分别加到第 3、第 4 孔，以此类推至第 9、第 10 孔，混匀后从第 9、第 10 孔中各取 50μL 弃掉。在酶标包被板待测样品孔中先加样品稀释液 40μL，然后再滴加待测样品 10μL（样品最终稀释浓度为 5 倍）。将样品滴加于酶标板孔底部，尽量不触及孔壁，轻轻晃动混匀（空白对照孔不加样品及酶标试剂）。用封板膜封板后置 37℃温育 30 分钟，洗涤 5 次，每孔加入酶标试剂 50μL，再温育，洗涤，显色，在酶标仪上于 450nm 波长处以阴性对照孔调零，检测各孔光密度（OD）值，根据标准液的检测结果得出标准曲线，求出各组样品的实际浓度。

4. 免疫组化检测大鼠关节软骨 BMP-2 表达情况

关节液收集完后立即用 4% 中性多聚甲醛固定膝关节标本 48 小时，接着用 10%EDTA-2Na 对标本脱钙 4 周，当大头针可以无阻力穿透标本时确认脱钙成功，修剪标本，脱水、石蜡包埋后，右侧股骨内侧髁矢状面切片，二甲苯脱蜡；梯度乙醇脱水；复合抗原修复液（0.01mol/L 柠檬酸钠缓冲溶液），50℃孵育 15 分钟：3%H_2O_2 中室温孵育 10 分钟；含 1% 牛血清白蛋白（BSA）抗体稀释液稀释的一抗 BMP-2（1∶200），阴性对照以 PBS 代替一抗，4℃孵育过夜；滴加辣根过氧化酶标记广谱二抗工作液，37℃孵育 30 分钟；DAB 显色；苏木精复染；二甲苯

理伤续断一得录

透明，封片，拍片。在 400 倍镜下每份样本随机选取 5 个视野，获取图像并编号、存盘。骨形态发生蛋白 -2（BMP-2）免疫组化染色阳性结果呈棕黄色，在胞浆表达，主要分布于关节软骨中层和深层。采用 Image-Pro Plus 软件，计算阳性染色平均光密度值。

5. 统计学方法

应用 SPSS20.0 软件统计分析。数据以（$\bar{x} \pm s$）表示，采用单因素方差（One-way ANOVA）分析组间差异，方差齐时用 LSD 法，方差不齐时用 Tamhane's T2 法，若不满足正态性时采用秩和检验，P < 0.05 为差异有统计学意义。

【实验结果】

1. 各组大鼠血清及关节液 IL-1β 和 IL-6 浓度比较

与假手术组比，模型组和治疗组血清及关节液中 IL-1β 和 IL-6 的浓度均显著升高（P < 0.01）；与模型组相比，治疗组血清及关节液中 IL-1β 和 IL-6 的浓度均有显著下降（P < 0.01）。

2. 各组大鼠关节软骨细胞 BMP-2 表达比较

模型组软骨中 BMP-2 表达水平低于假手术组（P < 0.01），使用五福饮颗粒剂治疗后，治疗组表达比模型组明显升高（P < 0.01），与假手术组无明显差异（P > 0.05）。

【讨论】KOA 归属于中医学"痹证""骨痹""膝痹""痿证"或"痿痹"等范畴，病机为本虚标实，肝肾不足、正气亏虚是其本，风寒湿邪入侵，痰浊内蕴，瘀血阻滞经络为其标，即"本痿标痹"。KOA 是一种退行性病变，其患病率随着年龄的增长明显升高，且在诊断标准中明确指出"中老年患者（> 40 岁）"为诊断成立的条件之一。可见，增龄衰老是 KOA 较为确切的发病危险因素。中医学认为该病多见于中老年以后，肝气衰，筋不能动，进而肾脏衰，形体皆极。临床多见筋急而挛，膝软活动不利，或痿软而肌力减退等，因而认为其病机为"本痿"。"痿证"是肢体筋脉弛缓，手足痿软无力，肌肉萎缩，不能随意运动的一种病症。陈无择指出，人身有皮毛、血脉、筋膜、肌肉、骨髓，以成其形，内则有肝、心、脾、肺、肾以主之，若随情妄用，喜怒劳逸，以致内脏精血虚耗，使血脉、筋骨、肌肉痿弱，无力以运动，故致痿躄，状与柔风脚气相类。柔风脚气，皆外因风寒，正气与邪气相搏，故作肿苦痛，为邪实；痿由内脏不足之所致，但不任用，亦无痛楚，此血气之虚也，强调痿乃内脏不足，血气之虚所致。故五脏虚损，血气空虚，不荣四末为"痿"病机。中医强调治病求本，故而提出"五脏同补"治疗 KOA 的观点。

五脏同补的整体观，源于五行五藏、五脏互藏理论。五行五藏，是指五行中的任何一行包括其他四行。张景岳五行五藏的观点，将五行与阴阳紧密结合起来，提出"五行即阴阳之质，阴阳即五行之气，气非质不力，质非气不行"（《类经图翼·运气·五行统论》），将五行与五脏结合起来，即形成了五脏互藏理论。《景岳全书》中认为，"凡五脏之气必互相灌溉，故五脏之中，必备兼五气"；同时又指出，有一脏之偏强，常致欺凌他脏者，有一脏之偏弱，每因受制多虞者。五福饮为明代著名医家张景岳创制的五脏同补代表方名方，见于《景岳全书·新方八阵·补阵》，由人参、熟地黄、当归、白术、炙甘草组成，主治五脏气血亏损。其中人参补气、养心、养神、生津；熟地黄质润入肾，为补肾阴之要药；当归补血、活血、养肝；白术益气、健脾、补肺；炙甘草和中补脾、润肺、解毒、调和诸药。五药同用，共奏补益五脏气血之功。实验中人参用党参代替，党参具有补气、养血之效。张景岳称"凡五脏气血亏损者，此能兼治之，足称王道之最"。

白细胞介素-1（IL-1）家族主要包括IL-1α和IL-1β两种亚型，以IL-1β为主。研究表明，IL-1β在OA患者关节液呈高水平表达，且与关节软骨损伤成正相关。其可影响软骨细胞基因的表达抑制软骨的合成代谢，同时通过诱导基质金属蛋白酶家族（MMPs）的表达与活化，促进软骨细胞的分解代谢。IL-1β可刺激软骨细胞产生大量NO，通过caspase-8、P38及ERK1/2途径诱导软骨细胞凋亡。此外，它还可上调促进软骨细胞衰老的Caveolin-1 mRNA和蛋白质水平，加速OA进程。因此，IL-1β被认为是OA病理过程中促进软骨基质降解和关节软骨破坏的最重要细胞因子。白细胞介素-6（IL-6）是另一种重要的炎症介质，正常软骨细胞可产生少量IL-6，高水平时可使软骨及软骨下骨结构改变，刺激软骨细胞增殖，导致骨赘形成。研究证实，IL-6可刺激滑膜增生，激活破骨细胞，形成滑膜血管翳及释放MMPs，从而诱导关节和软骨的破坏。其可与IL-1协同抑制软骨细胞合成蛋白聚糖，导致软骨基质缺失。

BMP-2是转化生长因子B（TGFβ）超家族成员，是正常胚胎期骨组织及成年期骨修复中的重要蛋白分子。研究表明，BMP-2可刺激软骨蛋白多糖的合成、诱导蛋白聚糖和Ⅱ型胶原的表达，诱导间充质干细胞向软骨细胞分化，调节新生软骨细胞表型，使新生软骨内的蛋白多糖和胶原纤维含量更趋近正常，同时可长期维持体外培养的软骨细胞表型，加速全层关节软骨修复，改善修复软骨组织质量。有学者研究认为，BMP-2与骨赘的形成有关，但体外给予不同剂量BMP-2导致骨关节炎骨赘的研究表明了其导致骨赘的作用是有限的。

本实验表明，使用五福饮颗粒剂可降低KOA大鼠血清和关节液 IL-1β、IL-6 含量（P < 0.01），减轻炎症反应，同时上调关节软骨中 BMP-2 表达（P < 0.01），促进关节软骨修复，从而延缓 KOA 进程（P < 0.01）。本实验存在样本量少、观察周期短、未对剂量探讨的不足，将在下一步的研究中改进。

参考文献

（本文第一作者王敏龙，通讯作者沈钦荣）

基于 MEK1/2-ERK1/2 信号通路探讨五福饮防治骨关节炎作用机制

五福饮可以下调骨关节炎（OA）大鼠的基质金属蛋白酶（MMPs）表达。MEK1/2-ERK1/2 是 OA 发生发展中重要的影响通路之一，并且参与对 MMPS 的调控，因此本实验在前期研究基础上进一步研究五福饮对 MEK1/2-ERK1/2 信号通路相关蛋白的影响，为临床上应用五福饮防治 OA 提供实验依据。

【实验材料】

1. 实验动物

选取 36 只 SPF 级雌性 Wistar 大鼠 36 只，体质量（165±15）g，动物生产许可证号 SCXK- 沪 -2013-0016，饲养于浙江中医药大学动物实验研究中心（许可证号 SYXK-浙 -2013-0184），实验方案通过医学实验动物伦理委员会批准。

2. 实验主要仪器

酶标仪、细胞培养箱、流式细胞仪、核酸定量仪、转膜仪。

3. 实验主要试剂

胎牛血清（货号 11011-8611），蛋白酶抑制剂（货号60237），collagen Ⅱ（货号 ab34712）DMEM 高糖培养基（货号SH30243.01），RIPA 裂解液（货号 P0013D，批号 10352），BCA蛋白定量试剂盒（货号 pc0020），PBS 磷酸盐缓冲液（pH7.2~7.4）（货号 SH30256.01），二抗 Alexa flour（货号 ab150076），DAPI（货号 D9542，批号 NC45325V），Trizol（货号 B548124-0500），Anti-MEK1/2（货号 9122S），Anti-ERK1/2（货号 4695S），Anti-p-ERK1/2（货号 4370S），Anti-P53（货号 2524S）。

4. 实验药品

五福饮：党参 30g，熟地黄 30g，炒白术 20g，当归 20g，炙甘草 10g。药液浓缩至每毫升含生药 4g。硫酸氨基葡萄糖胶囊（国药准字 H20041316，批号 71805311），1 粒 0.314g 相当于硫酸氨基葡萄糖 0.250g。

【实验方法】

1. 分组药物干预

采用随机数字表法将大鼠分为 3 组，每组 10 只，分别予以生理盐水（生理盐水组）、硫酸氨基葡萄糖（硫酸氨基葡萄糖组）、五福饮（五福饮组）灌胃。灌胃剂量为鼠给药剂量按人和动物药物等效剂量换算公式计算，灌胃剂量为 20mL/kg，每天 2 次，连续灌胃 1 周后予以麻醉后眼球取血，经灭活、除菌等处理后，血清分装标记后，-20℃保存以备下一步实验使用。

2. 软骨细胞提取及培养

2 月龄雌性大鼠脱臼处死后，无菌条件下双侧髋、膝关节软骨，经 PBS 液漂洗 3 次，剪碎至 1mm³ 大小，装入培养皿，加入胶原酶Ⅱ（0.3 U/mL），37℃下恒温消化 1 小时再加入 0.25%胰蛋白酶作用 30 分钟后，终止消化。将消化后的细胞悬液经

100μm 细胞筛网过滤，经 1000r/min 离心 5 分钟，弃上清液，加入 DMED 培养基集沉淀细胞，37℃培养箱，定期更换培养基；观察细胞生长，当细胞生长满培养瓶底部 80% 左右，分别加入含 10%FBS 的 DMEM 培养液以 1×10^5/mL 接种于培养瓶，置于 5%CO_2 培养箱中进行传代培养用于后续实验。

3. 软骨细胞鉴定

六孔板每个孔中放入盖玻片，取对数期生长的 F2 代软骨细胞，计算软骨细胞数量，以 2.5×10^5/mL（即每孔 5×10^5 个细胞）接种于盖玻片上，待软骨细胞贴壁后，加入 10%胎牛血清 DMEM 进行换液培养 48 小时，结束后弃掉培养液，PBS 漂洗，加入 1~2mL 预冷的 4% 多聚甲醛（PFA），固定 10 分钟后 PBS 漂洗 3 次，每次 5 分钟；1mL 0.1%Triton X-100，处理 2 分钟，再次 PBS 漂洗。每个盖玻片上滴加 80μL collagen II 一抗（1：50），4℃放置过夜；PBS 漂洗，吸出 PBS，每个盖玻片上加入 80μL 二抗（1：500），室温避光下孵育 30 分钟。PBS 漂洗后每孔加入核染试剂 1μg/mL DAPI 染色 2 分钟。吸出染核试剂，加入适量抗荧光淬灭封片剂，密封盖玻片，荧光显微镜下观察拍照，检测各组细胞中 collagen II 的表达。

4. 软骨细胞分组及干预

对数期生长的 F2 代软骨细胞，稀释后接种于六孔板中（浓度为 1×10^5/mL），含 10%胎牛血清 DMEM 培养 24 小时。参考文献采用 20μg/L 肿瘤坏死因子 -α 诱导软骨细胞凋亡。随机分为以下四组进行药物处理。空白组：采用 TNF-α 0μg/L+10% 生理盐水组血清；模型组：采用 TNF-α 20μg/L+10% 生理盐水组血清；对照组：采用 TNF-α 20μg/ L +10%硫酸氨基葡萄糖组血清；实验组：采用 TNF-α 20μg/L+10% 五福饮组血清。干预 48 小时后检测相关蛋白。

5. 软骨细胞蛋白提取及 Western Blot 检测

软骨 collagen II 的蛋白、MEK1/2–ERK1/2 通路相关蛋白细胞弃上清液，采用 PBS 洗涤 2 次后，收集细胞，1000r/min 离心 5 分钟，去上清，置于冰上。加入 600μL 的 RIPA 裂解液（含 PMSF 和蛋白酶抑制剂），冰上裂解 30 分钟，12000r/min 离心 5 分钟，取上清。提取蛋白，用二喹啉甲酸（BCA）法测定，SDS–PAGE 电泳，转膜，将 PVDF 膜放入孵育盒中，加入含 5% 脱脂奶粉的封闭液，用 TBST 洗膜 10 分钟，共 3 次，将膜放入含一抗稀释液（按照抗体说明书稀释）的孵育盒中，4℃摇床振荡孵育过夜；TBST 洗膜，加入二抗，放置摇床，室温孵育 1 小时，回收二抗。再次 TBST 洗膜。曝光显影，分析各条带的灰度值。

6. 统计方法

采用 SPSS 19.0 统计软件进行数据分析，所有数据以均值 ± 标准差（$\bar{x} \pm s$）表示，作图采用 GraphPad Prism 6.2 软件。两组间比较采用两个独立样本的 t 检验，多组间均数比较采用单因素方差分析，$P < 0.05$ 为显著性差异，$P < 0.01$ 为极显著性差异，两者均为有统计学意义。

【实验结果】

1. 大鼠软骨形态学观察及鉴定

大鼠软骨原代细胞分离培养贴壁后形态不规则，细胞生长融合度达到 80% 的时候细胞呈现铺路石状形态，部分细胞呈长梭形。在倒置荧光显微镜下，软骨细胞核呈蓝色荧光，相同视野下，红色荧光显示软骨细胞的 collagen II 的广泛表达，且表达于整个细胞质。

2. 软骨细胞 collagen II 的蛋白表达

与空白组比较，模型组中 collagen II 的蛋白水平降低显著

（P＜0.01）。与模型组比较，对照组和实验组中 collagen Ⅱ 的蛋白水平显著上调（P＜0.05 或 P＜0.01）。

3.Western Blot 检测软骨细胞中 MEK1/2-ERK1/2 通路相关蛋白表达

与空白组比较，模型组中 MEK1/2、p-ERK1/2、P53 蛋白表达都显著增加（P＜0.01），ERK1/2 蛋白表达无显著性差异。与模型组比较，对照组和实验组中 MEK1/2、p-ERK1/2、P53 蛋白表达都显著下降（P＜0.05 或 P＜0.01），ERK1/2 蛋白表达无显著性差异。与对照组比较，MEK1/2、p-ERK1/2、P53 蛋白表达都增加（P＜0.05 或 P＜0.01）。

【讨论】细胞外调节激酶（extracellular regulated protein kinases，ERK）广泛存在于哺乳动物细胞中，主要包括 ERK1 和 ERK2。MEK 是 ERK1/2 的上游激酶，细胞受细胞外刺激时，通过 Raf-MEK1/2-ERK1/2 激酶级联把丝裂原信号从细胞浆膜传到胞核，活化 MEK1/2，磷酸化 ERK1/2，参与了 OA 软骨退变的调控。MEK1/2-ERK1/2 通路可以直接或间接参与介导软骨细胞凋亡。ERK1/2 可直接抑制 Ⅱ 型胶原和连接蛋白基因的表达，并且与 IL-β 产生协同作用，使软骨基质降解大于合成，导致软骨破坏。MMPs 可加速软骨细胞退变、凋亡。研究认为，IL-1β、TNF-α 在诱导 MMPs 表达时需要 ERK 信号的转导，在应用 ERK 基因沉默技术下，软骨细胞 MMP-3、MMP-13mRNA 等表达抑制，并且证实 ERK1 和 ERK2 联合沉默的情况下，这种抑制效果更明显。Prasadam 等在通过半月板切除术（MSX）诱导的大鼠 OA 模型的研究中，通过 HA（透明质酸）联合 U0126（ERK 抑制剂）的应用可以显著抑制 pERK，明显减少（软骨肥大标志物）RUNX2 及 MMP-13 的表达，延缓软骨退化。MEK1/2-ERK1/2 通路在 OA 的发生发展中扮演重要角色，通过抑制

MEK1/2-ERK1/2 通路活化可以延缓 OA 的进展。

五福饮见于明代医家张景岳的《景岳全书》，五味药归五脏，主治五脏气血亏损。通过前期临床治疗总结，结合《景岳全书》中"中年修复"观点，认为中老年的 OA 的诊治，需要注重强形体，补五脏气血，遂用五福饮治疗 KOA，并在前期临床治疗中获得满意疗效。

研究结果显示，大鼠软骨原代细胞提取分离及培养成功，为后期实验奠定了基础；与模型组比较，对照组和实验组中 collagen II 的蛋白水平显著上调（P < 0.05 或 P < 0.01），而对照组和实验组无明显统计学差异。结合前期研究说明：①免疫荧光检测软骨细胞中 collagen II 的荧光表达：在经五福饮含药血清干预后，OA 的软骨荧光表达较 OA 模型组显著增高，存在统计学差异（P < 0.05）；②经 MTT 检测软骨细胞增殖：经含药血清干预 72 小时后，与 OA 模型组相比，经五福饮含药血清干预后 OD 值显著升高，有统计学差异（P < 0.01）。以上表明五福饮可以促进细胞增殖，延缓 OA 进展。

Western Blot 检测 MEK1/2-ERK1/2 通路中相关蛋白显示，对比模型组，实验组 OA 软骨中 MEK1/2、p-ERK1/2、P53 蛋白表达都显著下降（P < 0.05 或 P < 0.01），并且与阳性药物对照组间无明显差异，ERK1/2 蛋白在各组间表达无显著性差异。P53 作为 MEK1/2-ERK1/2 通路的主要下游因子之一，p-ERK1/2 为指示 MEK1/2-ERK1/2 通路激活的重要标志蛋白之一，P53、p-ERK1/2 下降说明 MEK1/2-ERK1/2 通路被抑制，减少软骨基质降解，延缓软骨退变，因此我们认为五福饮可以延缓 OA 软骨细胞的凋亡，并且此机理可能是通过 MEK1/2-ERK1/2 通路实现。五福饮为复方中药，虽目前证实治

参考文献

疗 OA 疗效确切，但其作用机理可能是多方向的，还需要进一步研究。

（本文通讯作者叶正从）

五福饮含药血清对肿瘤坏死因子 –α 诱导凋亡软骨细胞活性及基质金属蛋白酶表达的影响

【实验材料】

1. 实验动物

SPF 级雌性 Wistar 大鼠 36 只，体重 150~180g。由上海西普尔 – 必凯实验动物有限公司提供，动物生产许可证号 SCXK（沪）2013-0016。饲养条件：所有大鼠均饲养在屏障环境内，每笼饲养 6 只，恒温，温度（22±2）℃，湿度 50%~60%，光照每 12 小时明暗交替，换风次数 15~20 次 / 小时。由浙江中医药大学动物实验研究中心饲养。实验饲养室许可证号 SYXK（浙）2013-0184。

2. 主要仪器与试剂

细胞培养箱，流式细胞仪，酶标仪，电泳仪，电泳槽，转膜仪，普通 PCR 仪，核酸定量仪，实时荧光定量 PCR 仪，Anti-Rat TNF-α，collagen Ⅱ，DMEM 高糖培养基，胎牛血清，MTT 试剂盒，PBS 磷酸盐缓冲液，二抗 Alexa flour，DAPI，RIPA 裂解液，蛋白酶抑制剂，BCA 蛋白定量试剂盒，化学发光检测试剂，10%APS，PVDF膜，Anti-collagenⅡ，Anti-actin，Trizol，SYBR Green qPCR试剂盒，逆转录试剂盒。

3. 实验药品

硫酸氨基葡萄糖胶囊：本院药剂科提供，规格：每粒0.314g（相当于硫酸氨基葡萄糖0.250g），12粒/板。五福饮：党参30g，熟地黄30g，炒白术20g，当归20g，炙甘草10g，药液浓缩至每毫升含生药4g，由本院中药制剂室提供。

【实验方法】

1. 动物分组及血清制备

2月龄大鼠采用随机数字表法分为3组，分别为生理盐水组（生理盐水灌胃）、硫酸氨基葡萄糖组（硫酸氨基葡萄糖灌胃）、五福饮组（五福饮灌胃），每组10只。硫酸氨基葡萄糖成人的每天剂量依照说明书定为1.5g（6粒），动物实验时总量分两次给予。按人与大鼠体表面积比值折算成相当于人临床剂量20倍量，给予大鼠口饲剂量，每100g大鼠灌胃2mL计算给药浓度。隔天称重算出相应剂量给药物组灌胃，2次/天，连续灌胃7天。第7天，在灌胃2小时后予以眼球取血。经离心、灭活、过滤除菌后，每瓶4mL分装，各组别血清贴好标签，-20℃保存备用。

2. 软骨细胞提取及培养

取2只2月龄雌性大鼠，脱颈处死，酒精消毒后移入超净台，提前备好含有1%双抗的无菌PBS。在无菌条件下切取大鼠双侧髋、膝关节，经PBS液漂洗后装入无菌离心管并迅速转移至细胞房生物柜。清理软骨周围的软组织，刀片削取关节软骨，再次经PBS液清洗，剪碎至1mm³大小，装入培养皿，加入胶原酶Ⅱ（0.3 U/mL），37℃下恒温消化4小时。将消化后的细胞悬液经100μm细胞筛网过滤，经1000r/min离心5分钟，弃上清液，分别加入含 10%FBS 的 DMEM 培养液以 1×10^5/mL 接种于培养瓶，置于 5%CO$_2$ 培养箱中进行传代培养，用于后续实验。

3. 软骨细胞干预

培养第 2 代软骨细胞，分为以下四组进行药物处理。参考文献采用，20μg/L 肿瘤坏死因子 -α 诱导软骨细胞凋亡。分为四组：空白组：采用 TNF-α 0μg/L+10％生理盐水组血清；模型组：采用 TNF-α 20μg/L+10％生理盐水组血清；对照组：采用 TNF-α 20μg/L+10％硫酸氨基葡萄糖组血清；实验组：采用 TNF-α 20μg/L+10％五福饮组血清，干预 48 小时后检测相关指标。

4. 指标检测

（1）collagen Ⅱ 表达检测：细胞生长至指数期时，消化后制备细胞混悬液并计数，准备铺板。具体方法如下：①六孔板每个孔中放入无菌高洁净度盖玻片，以 60%~70% 细胞密度即每孔 5×10^5 个细胞接种于盖玻片上，每孔体积 2mL。加入 1~2mL 预冷的 4% 多聚甲醛（PFA），固定 10 分钟后 PBS 漂洗 3 次，每次 5 分钟；每孔加入 1mL 0.1% Triton X-100，处理 2 分钟，2mL PBS 漂洗 3 次，每次 5 分钟；每孔加入 2mL 3%BSA，室温封闭 30 分钟；每个盖玻片上滴加 80μL collagen Ⅱ 一抗（稀释比例 1：50，稀释液为 5% goat serum 溶液），4℃过夜孵育；一抗孵育结束后，经漂洗后每个盖玻片上加入 80μL 二抗（二抗稀释比例为 1：500，用 5% goat serum 稀释），室温避光下孵育 30 分钟。后续步骤需避光操作；每孔加入 2mLPBS，漂洗 3 次，每次 5 分钟；每孔加入核染试剂 1μg/mL DAPI 染色 2 分钟。经 PBS 漂洗后保持湿润，放入载玻片中在显微镜下观察拍照。检测各组细胞中 collagen Ⅱ 的表达。

（2）细胞增殖检测：细胞生长至指数期时，消化后培养基制备单个细胞混悬液并计数，以每孔 1000 个细胞接种到 96 孔板，每孔体积为 200μL。细胞单层贴壁铺满孔底后，按照上述分组给药分别干预 24 小时、48 小时、72 小时后，每组 3 个复孔。使用酶标仪检测各孔吸光度值（酶标仪在 490nm）。

（3）细胞凋亡检测：取对数生长期的软骨细胞种植于放有无菌高洁净度盖玻片六孔板，每孔 2mL 工作体积，细胞接种密度为 1.2×10^6，按上述分组分别与药物共培养。各组干预后，弃培养液，取出盖玻片，4% 多聚甲醛室温固定 3 分钟，PBS 清洗 3 次，每次 5 分钟，1μg/mL DAPI 进行细胞核染色 2 分钟，染色结束后 PBS 清洗并用指甲油封片。显微镜下观察、计软骨细胞的凋亡数量。

（4）MMP-3、MMP-9、MMP-13m RNA 检测：用旋涡振荡器将管中溶液彻底混合均匀，短暂低速离心。反应条件：95℃，10 分钟变性；95℃，15 秒；60℃，60 秒；40 次循环。将以上步骤中混合好的液体加入孔板中，每个样本的每个基因保证 3 个复孔。Real time PCR 仪使用 ABI7500 实时荧光定量 PCR 仪，PCR 程序已优化。将以上已点好样的 8 连管板置于 Realtime PCR 仪上进行 PCR 反应。反应条件：95℃，10 分钟变性；95℃，15 秒；60℃，60 秒；40 次循环。

5. 统计方法

采用 SPSS 19.0 统计软件进行数据分析，所有数据以均值 ± 标准差（$\bar{x} \pm s$）表示，作图采用 GraphPad Prism6.2 软件。两组间比较采用两个独立样本的 t 检验，多组间均数比较采用单因素方差分析，$P < 0.05$ 为显著性差异，$P < 0.01$ 为极显著性差异，两者均为有统计学意义。

【结果】

1. collagen Ⅱ 荧光表达

与空白组相比，模型组细胞中 collagen Ⅱ 的平均荧光表达强度显著降低（$P < 0.01$），对照组和实验组细胞中 collagen Ⅱ 的平均荧光表达强度也显著低于空白组（$P < 0.01$）；与模型组相比，对照组和实验组细胞中 collagen Ⅱ 的荧光表达显著升高（$P < 0.05$，$P < 0.01$）。与对照组相比，实验组细胞中 collagen Ⅱ 的荧光表达显著低于对照组（$P < 0.05$，$P < 0.01$）。

2. 软骨细胞增殖

与空白组相比，三个给药时间点的模型组细胞 OD 值均显著降低（$P < 0.01$），给药 24 小时后，对照组和实验组细胞 OD 值也显著低于空白组（$P < 0.01$）；与模型组相比，对照组和实验组细胞 OD 值稍有升高，但没有统计学差异。给药 48 小时后，对照组和实验组细胞 OD 值均显著低于空白组（$P < 0.05$，$P < 0.01$）；与模型组相比，对照组和实验组细胞 OD 值显著升高，有统计学差异（$P < 0.05$，$P < 0.01$）。给药 72 小时后，对照组和实验组细胞 OD 值均显著低于空白组（$P < 0.05$，$P < 0.01$）；与模型组相比，对照组和实验组细胞 OD 值显著升高，有统计学差异（$P < 0.01$）；三个时间点实验组与对照组比较无统计学差异（$P > 0.05$）。

3. 软骨细胞凋亡

经 DAPI 荧光染色后，荧光显微镜下观察可得，空白组的细胞核圆润完整，分布均匀荧光明亮，模型组细胞核出现碎裂，有较多不完整的细胞核，局部染色质出现的荧光高度集中。对照组和实验组的细胞核部分出现凝聚，有少量的核碎片。

4. 软骨细胞 MMP-3、MMP-9、MMP-13 的 mRNA 水平

与空白组比较，模型组、实验组中 MMP-3、MMP-9、

MMP-13，对照组中 MMP-9 水平显著升高（P < 0.01）。与模型组比较，对照组和实验组中 MMP-3、MMP-9、MMP-13 的 mRNA 水平显著下降（P < 0.01）。与对照组比较，实验组中 MMP-3 显著升高（P < 0.01），MMP-9、MMP-13 表达无差异（P > 0.05）。

【讨论】软骨破坏是 OA 的主要病理特征。关节软骨破坏包括软骨细胞自身降解软骨细胞外基质和炎症滑膜、血管翳组织、浸润的炎症细胞通过关节滑液（synovialfluid，SF）破坏软骨细胞外基质，两种途径中酶性降解细胞外基质是软骨破坏的主要原因。研究表明，在各种蛋白酶中，基质金属蛋白酶（MMPs）在关节软骨破坏中起重要作用，主要表现在以下几个方面：①通过阻断蛋白聚糖和Ⅱ型胶原，使得关节软骨纤维结构遭到破坏；② MMPs 特异性裂解胶原分子，胶原网损伤，炎性因子能直接攻击软骨细胞，最终导致关节炎。MMPs 家族庞大，按其作用底物主要分为胶原酶（MMP-1、MMP-8 和 MMP-13）、基质溶解素（MMP-3、MMP-7、MMP-10 和 MMP-11）和明胶酶（MMP-2 和 MMP-9）等亚家族，其中 MMP-3、MMP-9、MMP-13 是关节软骨基质降解中最重要的酶。目前一些 OA 的治疗研究中，通过下调 MMPs 的表达，促进软骨细胞形成，达到治疗目的。通过调控 MMPs 将可以延缓 OA 进展，可作为 OA 中重要的治疗靶点以作研究。

骨关节炎在中医学属"痹证"范畴，目前中医药治疗 OA 仍是主要的保守治疗方式，根据《中医骨伤科常见病诊疗指南》，目前 OA 中药治疗主要以活血化瘀法，温经散寒、养血通脉法，滋补肝肾法为主。笔者通过前期临床治疗总结，结合《景岳全书》中"中年修复"观点，认为中老年的 OA 的诊治，需要注重强形体，补五脏气血，遂用五福饮治疗 KOA。该方药性平和，五味药归五脏，主治五脏气血亏损。笔者前期在临床取得满意疗效，但其具体作用机制尚未完全清晰，本研究通过五福饮含药血清培养凋亡软骨细胞，观察相关指标，探究五福饮治疗 OA 的相关作用机制。

研究中以 TNF-α 诱导软骨细胞凋亡为 OA 的细胞模型，检测了五福饮含药血清对模型下的 collagen Ⅱ 荧光表达、软骨细胞增殖、凋亡及 MMPs 的影响。实验数据显示：①经五福饮血清作用后实验组中大鼠软骨细胞 collagen Ⅱ 表达较空白组低，但较模型组高，存在统计学差异，与阳性药物对照组对比，collagen Ⅱ 表达低于对照组，其余无统计学差异；②在软骨细胞增殖和凋亡方面，与空白组相比，模型组细胞 OD 值均显著降低（$P < 0.01$），而与模型组相比，对照组和实验组细胞 OD 值稍有升高，但没有统计学差异；荧光染色后，显微镜下可观察到空白组的细胞核圆润完整，分布均匀荧光明亮，模型组细胞核出现碎裂，有较多不完整的细胞核，局部染色质出现的荧光高度集中，对照组和实验组的细胞核部分出现凝聚，有少量的核碎片。③对照组和实验组中 MMP-3、MMP-9、MMP-13 的 mRNA 水平较模型组显著下降，存在统计学差异，MMP-9、MMP-13 的 mRNA 表达同对照组相比无统计学差异。

参考文献

综上所述，通过降低软骨细胞 MMPS 的表达来延缓 OA 软骨细胞凋亡的进程，可能是五福饮治疗 OA 的作用机制之一，为五福饮临床使用提供有利的实验依据及理论基础。

（本文通讯作者叶正从）

中药治疗膝骨关节炎实验研究进展

一、减缓关节软骨的退变

1. 改善微循环，降低骨内压

骨内静脉瘀滞导致骨内高压形成，使骨内动脉灌注减少，供氧不足，酸性产物堆积，关节软骨因营养障碍而降解，发生退行性变。叶俊星等发现中药制剂骨痛胶囊内服能有效地降低 KOA 兔膝关节骨内高压，明显改善骨髓血液流变学状态，并可使其恢复至接近正常水平，从而起到延缓关节软骨退变的作用。

2. 减轻关节滑膜炎症

KOA 通常不被认为是一种炎症性的关节炎，但近来用关节镜检查发现 KOA 患者的局部滑膜增生和炎症改变增加了 50%，活化的滑膜能产生蛋白酶和细胞因子，可加速受损软骨附近区域的退变。同时炎症还将释放前列腺素 E_2（PGE_2）和环氧酶 2（COX-2），激活破骨细胞，破坏骨与软骨。祛风除湿中药如秦艽、防风、独活、羌活等能降低膝骨关节炎大鼠关节滑膜中 PGE_2 的含量，从而起到保护软骨的作用。刘伯龄等研究发现透骨消痛胶囊可降低关节液中 PGE_2 含量以及滑膜、软骨中 COX-2 水平，且透骨消痛胶囊中剂量组及高剂量组作用更明显，与对照组比有显著性差异（$P < 0.05$）。

3. 调节异常细胞因子水平

细胞因子在 KOA 的发病机制中具有重要作用，其中白细

胞介素 –1（IL–1）、白细胞介素 –6（IL–6）、肿瘤坏死因子 –α（TNF–α）、胰岛素样生长因子 –1（IGF–1）、转化生长因子 –β（TGF–β）、碱性成纤维细胞生长因子（bFGF）、骨形态发生蛋白类（BMP）等研究比较多，其中 IL–1、IL–6、TNF–α 促进关节软骨分解，IGF–1、TGF–β、bFGF、BMP 可促进关节软骨合成。金连峰等采用反转录聚合酶链反应（RT–PCR）的检测方法，发现单味中药骨碎补可以降低兔 KOA 关节滑膜中 TINF–α 的表达。孟祥奇等采用改良 Huhh 的造模法制造兔早期 KOA 模型，用化痰祛湿剂膝痹康治疗后，发现可以显著降低兔 KOA 血清及关节液中相关细胞因子 IL–1、IL–6、TNF–α 的含量，对关节软骨起到保护作用。牟方政等发现复元胶囊能通过上调胰岛素样生长因子 –1（IGF–1）、胰岛素样生长因子结合蛋白 3（IGFBP3）表达水平，促进软骨修复。唐勇等证实补肾益气活血方可上调关节软骨中 bFGF–mRNA 表达。程潭等发现仙灵骨葆可上调 BMP–2 表达，促进人成骨细胞的增殖和分化，减缓关节软骨的退变。

4. 提高性激素水平

性激素的缺乏与 OA 的发生发展机制密切相关。女性患者的血清雌二醇水平与膝骨关节炎的发生密切相关，雌激素水平下降，对关节的保护作用减弱，则引起软骨退变。杨裕华等研究发现淫羊藿、巴戟天、肉苁蓉等具有补肾作用的中药，可提高下丘脑 – 垂体 – 靶腺轴的功能，调节性激素水平，从而保护关节软骨，改善膝关节功能。

5. 清除自由基

自由基可抑制软骨细胞 DNA、胶原及基质蛋白多糖的合成，并能促进胶原及基质蛋白多糖的降解，同时可引起软骨细胞膜性结构的损伤，其代表为自由基—氧化氮（NO）、氧自由基。

理伤续断一得录

在膝骨关节炎的病理过程中存在着氧自由基的损害，超氧化物歧化酶（SOD）是一种有效的抗氧化剂，SOD活力高低能体现机体清除氧自由基的能力。邵敏采用兔软骨细胞培养技术，观察发现补肾活血方可提高SOD活性，阻止氧自由基的生成，抑制一氧化氮合酶（NOS）的活性，减少NO的生成，阻止NO、氧自由基对软骨细胞结构的损伤和破坏。朱太咏等运用兔KOA模型发现桃仁膝康丸可以提高血清中SOD活性，降低血清中脂质过氧化产物丙二醛（MDA）、NO水平；保护关节软骨，减轻关节软骨病理改变，从而延缓关节软骨退变。任芳等发现丹紫康膝冲剂可显著提高SOD活性，降低血清脂质过氧化物（LPO）含量。

6. 抑制基质金属蛋白酶

软骨细胞合成的蛋白酶是调节正常关节软骨代谢的关键因素，是膝骨关节炎出现病理改变的基础因素，其中基质金属蛋白酶（MMPs）起决定性作用，在膝骨关节炎患者的关节软骨中MMPs含量和活性增高，使得软骨基质的降解增加。研究发现，补肾活血药如熟地黄、黄芪、当归、怀牛膝、鸡血藤、骨碎补、补骨脂等可以降低KOA兔滑膜组织中MMP-2、MMP-3、MMP-7、MMP-9、MMP-12的表达，阻止其对关节软骨的降解，促进软骨的修复。

7. 抑制聚蛋白多糖酶

近年来发现，带有血小板凝血酶敏感蛋白的解聚蛋白样金属蛋白酶（ADAMTS）是降解蛋白多糖的主要酶系，比基质金属蛋白酶（MMPs）作用提前3周左右，其降解部位主要在蛋白多糖核心蛋白球间区域（IGD）的Glu373-Ala374，ADAMTS-4和ADAMTS-5是其代表。张世华发现补肾壮骨胶囊抑制KOA软骨中ADAMTS-4的表达。邓紫婷等的研究表明，复元胶囊通过显著降低大鼠膝关节软骨中 ADAMTS-4 和 ADAMTS-5 的表达，减少蛋白多糖的降解，起到对早期骨关节炎的防治作用。

二、促进软骨细胞增殖及基质的合成

1. 诱导骨髓基质细胞向成骨细胞、软骨细胞分化

骨髓基质细胞（mesenchymal stem cells，MSCs）是骨髓中一种具有多向分化潜能和高增殖特性的干细胞，可定向分化为成骨细胞、软骨细胞，并可能产生更接近于天然软骨的组织，使其成为治疗骨关节炎的研究热点。王和鸣的实验中巴戟天能够促进 BMSCs 向成骨细胞分化。曾建春等研究显示补肾中药肉苁蓉含药血清能诱导 BMSCs 向成骨细胞分化。汤治黎等发现复方丹参注射液可体外诱导大鼠 MSC 分化为软骨细胞。肖鲁伟等观察到右归饮含药血清对体外诱导骨髓基质干细胞有明显的增殖刺激作用，能通过促进软骨细胞合成 Ⅱ 型胶原诱导 MSCs 向软骨细胞分化。

2. 促进软骨细胞增殖，防止软骨细胞凋亡

软骨细胞凋亡是 KOA 形成的重要原因，近年来不少学者在中药促进软骨细胞增殖，防止软骨细胞凋亡方面做了大量的研究。叶蕻芝等发现透骨消痛颗粒含药血清能促进软骨细胞 G1 期正性调节因子 CyclinD1 mRNA 的表达，从而促进软骨细胞增殖。郭玉海等发现参麦液可促进软骨细胞的增殖与 DNA 合成，抑制其分解代谢。邵敏等利用体外软骨细胞培养体系，观察发现补肾活血中药含药血清可促进软骨细胞的代谢，促进软骨细胞的增殖，加速软骨细胞蛋白质的合成。

3. 促进软骨基质的生成

软骨基质主要成分是胶原和由透明质酸酶（hyaluronidase）

聚合而成的蛋白聚糖，基质的变化是软骨退变的重要原因。张卓研究发现川芎嗪关节内注射具有促进软骨基质蛋白多糖生长，抑制关节退变的作用。杨军的实验表明丹紫康膝冲剂能提高大鼠膝关节软骨Ⅱ型胶原含量，具有防治大鼠早中期膝骨关节炎软骨退变的作用。郭向飞用"软骨康"中药酒敷贴 KOA 大鼠伤口，发现其可使Ⅱ型胶原的表达增加。

【小结】

综上所述，近年来 KOA 的中药实验研究不断加深，在实验中从多个角度探讨了中医药治疗的作用机制，为中医药临床治疗本病提供了大量的理论依据。然而中医药治疗疾病的精髓在于辨证论治和治病求本，应该专门从中医理论出发，病证结合，探讨中药治疗 KOA 的机制。同时未来应加强有效中药防治关节软骨退变的前瞻性研究，更深入地探讨临床中医药治疗本病的作用机制。今后在中药治疗作用机制上的研究应当结合最新的科学成果，多学科、多层次、多角度进行研究，从而进一步加深对中医药治疗膝骨关节炎机制的认识，指导临床用药，为本病的临床防治开辟更广阔的领域。

参考文献

（本文第一作者王敏龙，通讯作者沈钦荣）

推拿治疗膝骨关节炎的研究进展

一、临床研究

西医学认为，推拿可促进膝关节局部组织血液循环和新陈代谢，增加局部组织痛阈，改善关节腔内压，促进关节腔内容物组织的修复，松解股四头肌和关节粘连，改善和恢复膝关节内在力学平衡，从而达到防治膝骨关节炎的目的。临床上对于推拿防治 KOA，学者们做了大量的研究。这些研究中，推拿手法众多，操作方法各异，多采用复合手法。

1. 单一推拿

（1）三步推拿法：刘顺超等以松解、运动、结束三步推拿法每周 5 次，连续 3 周治疗 KOA，对比塞来昔布口服治疗，发现三步推拿法可明显缓解膝关节疼痛，对膝关节耐受度、活动度的改善更加明显，总有效率为 90.0%，而对照组为 78.6%。王建国运用揉膝、整复、拿推髌骨三步推拿整复法治疗 KOA，对照组以平补平泻法针刺，取内外膝眼、阳陵泉、膝阳关、鹤顶、血海、梁丘，两组每日治疗 1 次，12 次为 1 个疗程，2 个疗程后，结果显示，治疗组总有效率为 91.6%，对照组为 87.5%，治疗组疗效好于对照组（P ＜ 0.01）。

（2）四步推拿法：曹光裕等对 KOA 患者采取消肿镇痛法、松解粘连法、解除绞锁法和矫正畸形法四步推拿手法，每 3 天治疗 1 次，7 次为 1 个疗程，治疗 3 个疗程，总有效率为

93.3%。裴旭海应用㨰髌周、揉髌缘、抓髌骨、牵膝关节及㨰腘窝四步推拿法治疗 KOA，每日 1 次，10 次为 1 个疗程，治疗 1~2 个疗程，总有效率为 93.59%。

（3）七步推拿法：丁海涛等运用腘部松解法、拿法、抱推法、循经点穴法、髌周松解法、推髌伸膝法及拔膝侧牵法七步推拿法与传统推拿治疗 KOA 的临床疗效进行对比，发现传统推拿组总有效率为 85.71%，七步推拿组总有效率为 96.92%，七步推拿组疗效优于传统推拿组（P ＜ 0.05）。两组治疗后疼痛评分、膝关节活动度及 Lequesne 指数均较治疗前有显著改善（P ＜ 0.01），且七步推拿组对疼痛、关节活动度及 Lequesne 指数改善更为显著（P ＜ 0.01）。

（4）经筋推拿法：杨智杰等采用经筋推拿治疗 KOA，对膝关节相关肌群进行按、揉、弹拨，隔日 1 次，每次 20 分钟，20 天为 1 个疗程，对照口服塞来昔布组，结果表明经筋推拿能缓解 KOA 患者疼痛、僵硬等不良症状，尤其是在提高 KOA 相关肌群的肌力和爆发力，促进肌纤维，特别是 Ⅱ 型肌纤维功能恢复方面，优于口服塞来昔布组。

（5）点穴理筋推拿法：吕亚南等采用舒筋法、通络法、止痛法、松解法、吸水法及牵拉合缝法等点穴经筋疗法治疗 KOA，每次 25 分钟，3 个月后，发现患者双侧膝关节股骨内外侧关节软骨厚度增加，说明点穴经筋疗法对软骨损伤具有一定的修复作用。王立军等采用点穴、一指禅法、按揉髌骨、髌骨两侧分筋法、推挤髌骨法、腘窝理筋法、下肢伸筋法等点穴理筋推拿手法治疗 KOA，每周 2 次，1 个月后患者膝关节疼痛、功能、活动度、肌力、屈膝畸形、稳定性都得到改善，总有效率为 73.3%，2 个月后改善更加明显，总有效率达 93.4%。

2. 推拿结合其他疗法

（1）推拿结合针灸疗法：邵兰权等采用针推结合方法治疗105例早期 KOA 患者，总有效率达 96.2%。赵娜等采用针推结合的"通脉松筋易骨"疗法对 KOA 患者进行分期治疗，对照组服双氯芬酸钠缓释片，治疗组总有效率明显优于对照组。龚旭芳等运用热敏灸配合推拿手法治疗 KOA，总有效率达 95.0%，明显优于单纯的推拿手法治疗。

（2）推拿结合功能锻炼：金建明等发现采用推拿按摩结合股四头肌肌力训练治疗 KOA 比单纯推拿按摩有效。石字雄等对76例 KOA 患者采用推拿手法结合屈伸法、旋转法的功能锻炼治疗，总有效率达 96.1%。

（3）推拿结合针刀疗法：齐丹丹对 62 例膝骨关节炎患者给予针刀松解辅以揉髌按摩治疗，总有效率为 98.7%。郑志方发现针刀手法治疗 KOA 比单纯用电针治疗有效，总有效率分别为93%、77.5%。

（4）推拿结合中药外治：刘洪宝发现推拿手法结合中药熏洗患处治疗 KOA，比对照组采用内服骨刺宁胶囊，外贴关节止痛膏治疗更加有效。宋阳春的研究表明，隔附子饼灸配合推拿治疗 KOA，能起到舒筋活络、降低关节内压、调节和改善局部微循环、缓解肌痉挛、减轻对神经的刺激、减轻异常应力集中对关节及其软骨的破坏等作用。

（5）推拿结合中药内服：方坚运用独活寄生汤配合手法治疗 KOA，总有效率为 96%。林忠华发现推拿"膝三穴"结合补肾壮膝方治疗 KOA，总有效率为 98.28%。

（6）推拿结合多种方法：谢广中等发现关节腔注射玻璃酸钠结合推拿手法治疗 KOA 比单独关节腔注射明显有效。张树岭应用推拿、针刺、TDP、功能锻炼综合治疗 68 例老年性 KOA，总有效率达95.5%。郑东对304例KOA患者采用手法按摩加中药内服外用，总有效率达94.7%。樊远志等将80例KOA患者随机分为治疗组和对照组，治疗组采用针刺推拿配合康复训练治疗，对照组采用布洛芬缓释胶囊配合康复训练治疗，结果表明，治疗组在治疗前后的疼痛量表、疗效评定以及表面肌电进行评估上都比对照组效果明显。

二、实验研究

临床上推拿治疗KOA疗效确凿，但对其作用机理不甚明了。国外研究发现，关节的反复屈伸运动可刺激软骨组织中未分化的间质细胞向软骨细胞转化，加快软骨组织的修复。而唐旭异的实验从形态学上证实，手法确实对防治膝骨关节炎有一定效果，但不能完全阻止关节软骨退变的进程。随后人们从形态学、分子生物学等方面对推拿治疗KOA的作用机理进行了探索。

1. 增加关节间隙

KOA患者在X线片多表现为关节间隙变窄，唐君的研究发现，运用"夹胫推肘牵膝推拿法"治疗KOA兔6周可增加实验兔膝关节间隙。

2. 延缓关节软骨的退变

（1）改善微循环，降低骨内压：骨内静脉瘀滞导致骨内高压的形成，骨内高压不仅是骨关节病发生的主要原因，亦是引起疼痛的重要因素。戴七一等发现采用捏拿股四头肌、先顺时针后逆时针旋转揉按患膝髌骨和屈伸牵张膝关节的揉髌手法可以有效降低KOA兔关节内压，从而减缓关节软骨的退变。

（2）调节异常细胞因子水平：细胞因子在KOA的发病机制

中起重要作用，关节腔内细胞因子水平直接影响软骨的修复，其中白细胞介素-1（IL-1）、白细胞介素（IL-6）、肿瘤坏死因子-α（TNF-α）促进关节软骨分解，降低它们的表达对 KOA 的治疗是有益的。李永明的实验证实，对 KOA 兔采用点揉、点穴、膝关节摇法、膝关节屈伸等推拿手法治疗后，可有效降低软骨中 IL-1、IL-6 的表达。朱鸿飞采用模拟手法按压 KOA 兔的膝关节髌骨上下极、左右中点，及血海、犊鼻穴，发现可降低 TNF-α 的表达，缓解关节软骨退变。

（3）抑制基质金属蛋白酶：基质金属蛋白酶（MMPs）在调节关节软骨代谢中起决定性作用，关节软骨中 MMPs 含量和活性增高，则软骨基质的降解增加。李明哲等通过实验表明，推拿手法可以降低关节冲洗液中的 IL-1 及 MMPs-3 水平，阻止其对关节软骨的破坏。朱鸿飞的研究显示，穴位按压手法可使 MMP-13 表达下降，起到缓解关节软骨退变的作用。

（4）清除自由基：自由基可抑制软骨细胞 DNA、胶原及基质蛋白多糖的合成，并能促进胶原及基质蛋白多糖的降解，同时可引起软骨细胞膜性结构的损伤。超氧化物歧化酶（SOD）是一种有效的抗氧化剂，SOD 活力高低能体现机体清除氧自由基的能力。戴七一发现，采用揉膝手法，可提高滑膜组织超氧化物歧化酶活性，减轻氧自由基对软骨细胞 DNA 的损伤，延缓关节软骨退变。

【小结】

KOA 作为一种严重影响中老年生活质量的常见病和多发病，其治疗的首要目的是缓解膝关节疼痛和改善膝关节功能。推拿治疗是中医的一种特色疗法，具有副作用小、痛苦少的

参考文献

理伤续断—得录

特点，患者易于接受。大量的文献报道证实了推拿治疗 KOA 具有确切的临床疗效，但目前仍无大家公认的标准手法，不便推广，同时基础研究还很薄弱，解决这些问题将是今后我们研究的方向。

（本文第一作者王敏龙，通讯作者沈钦荣）

膝骨关节炎早期诊断方法研究进展

膝骨关节炎早期患者常无明显症状，当患者出现患膝疼痛、功能障碍时往往处于疾病的中晚期。早期诊断并及时延缓疾病发展是目前 KOA 研究的热点。随着各项检查技术的更新，KOA 诊断方式已从传统的影像学检查发展到目前的 OA 生物标记物检查。

一、影像学检查

影像学检查是目前临床上用于 KOA 诊断的最广泛的方式。

1.X 线和 CT 检查

X 线能显示出关节的骨性结构，对关节软骨的缺损情况一般只能通过关节间隙的狭窄程度来判断，然而造成关节间隙狭窄的因素很多，除了软骨缺损，还有半月板的退变、透照角度等，因此利用 X 线对 KOA 进行早期诊断的可靠性较低。通过 X 线检查 KOA，如需了解关节内结构，则要注射对比剂行关节腔造影检查。计算机断层扫描显像（CT），对组织的密度分辨率较高。随着 CT 技术应用于骨骼系统，可以详细了解关节结构的微细变化，避免了关节腔造影的创伤副作用，具有 X 线平片无法比拟的优越性。彭云海等以 41 例膝骨关节炎住院患者为研究对象，观察其 X 线、B 超和 CT 检查的图像，发现 CT 检查能清楚显示关节面下骨质假囊肿、游离体的密度变化，以及关节积液、髌下脂肪垫的结构，诊断膝骨关节炎的敏感性为 86%。于晓明也认为，CT 对比 X 线其优势性显而易见，正确认识骨关节炎的 CT 表现并找出其中的主要原因对骨关节炎的诊断至关重要。王琳等利用 CT 对髌下脂肪垫显示的敏感性，观察膝骨关节炎在中药治疗前后的变化，认为对比膝关节髌下脂肪垫 CT 图像的变化是评价中医药治疗 KOA 疗效的有效方法。

CT 增强软骨成像技术（contrast-enhanced computed tomography, CECT）是一种新兴检查技术，被应用于关节炎软骨的检查。CECT 主要用于检测关节软骨糖胺聚糖（GAG）含量变化。骨关节炎早期主要为 GAG 含量的丢失，关节软骨 GAG 丢失是 OA 早期标志，关节软骨 GAG 含量的变化已成为早期诊断及治疗骨关节炎的重要手段。与传统 CT 不同，CECT 技术定量检测关节软骨 GAG 含量只能使用离子型对比剂，Bashir 等证实阳离子对比剂在正常软骨的 CT 衰减度与 GAG 含量显著相关。Lakin 等采用阳离子对比剂，也证实 CECT 衰减度与牛软骨 GAG 含量的相关性。CECT 软骨成像技术可检测软骨 GAG 含量及分布情况，可用于 KOA 的早期诊断，但是其临床应用仍然存在许多问题，除了对比剂相关的过敏反应及放射线的危害外，对比剂在软骨组织的扩散和分布机制及其影响因素也有待深入研究。总之，CT 对于 KOA 的早期诊断优于 X 线检查，可以作为 KOA 诊断的辅助手段之一。

2.MRI 检查

MRI 检查为无创性检查，具有高分辨率、多参数、多平面的特点。构成软骨基质的大分子和水为关节软骨的显影奠定了基础，是定性显影关节软骨的基础。MRI不仅能直接全面显示关节软骨，而且能对半月板、软骨下骨病变等进行准确的评估，能够发现OA的最早期病理变化，是目前膝关节检查中最有价值的影像学方法。质子加权（PDWI）是最基本的序列，关节软骨通常表现为中等信号。T2加权像关节液为高信号，使得软骨与关节液显像区别较大，提高了软骨损伤诊断准确率。软骨与关节液的良好对比，提高了对软骨表面病损的诊断准确率。快速自旋回波（fast spin echo，FSE）的PDWI和T2WI采用多重聚焦脉冲，在评价KOA中具有很高的敏感性和特异性。谢海柱等研究显示，FS T2WI序列显示膝关节软骨损伤的准确性优于T2WI和T1WI序列，并与关节镜诊断结果之间具有良好的一致性。3D-FSE序列因其可以重建成多个不同平面的图像，大大缩短扫描时间，现受到了广泛的重视。但在显像质量方面与常规的扫描序列差别不大。Kijowski等研究显示，3D-FSE序列在关节软骨病变、交叉韧带、副韧带损伤、半月板损伤和骨髓水肿显示方面与常规扫描序列相同。三维扰相梯度回波（3D-spoiled gradient echo，3D-SPGR）脂肪抑制序列，该序列具有三维成像、高分辨率的特点，但该序列扫描时间长，容易受到移动伪影和磁敏感伪影的影响，同时对软骨以外的结构，如骨髓病变、半月板、韧带等显示受限，在软骨的诊断中应用不甚广泛。3D-FS-SPGR序列（fat-suppressed threedimensional spoiled gradient-recalled sequence）即三维抑脂扰相梯度回波序列，是在梯度回波之后在层面选择梯度方向上再加上一个"扰相梯度"，使残留的质子横向磁矩在下次射频脉冲到来之前完全去相位。其具有扫描时间短、软组织对比度清晰、成像清晰等特点。谢海柱等研究显示，FSE-T2WI、FSE-T1WI、FS-FSE-T2WI、

3D-FS-SPGR 序列均可以较好显示膝关节软骨，3D-FS-SPGR 序列对软骨损伤显示的敏感度为 91.4%，特异度为 95.9%，显示膝关节软骨损伤优于 FSE-T2WI、FSE-T1WI、FS-FSE-T2WI 序列，为诊断膝关节软骨损伤的最佳序列。因此，在关节软骨损伤诊断时建议选用 3D-FS-SP-GR 序列，为了得到最佳的显示效果也可以和 FSE 序列联合使用。T2-Mapping（T2 弛豫时间）成像作为软骨磁共振生理成像技术已在临床上得到应用，在早期软骨损伤诊断和监测方面具有很高的临床价值。OA 早期，关节软骨 Ⅱ 型胶原纤维首先退变，主要表现为蛋白多糖和水含量的变化及表层胶原纤维定向排列的改变，最终表现为基质中相对含水量增加，导致横向弛豫时间的延长即 T2 值增加。T2-Mapping 通过测定软骨的 T2 弛豫时间分析关节软骨内组织成分的变化，就可以在早期获得潜在的软骨生化改变信息，在软骨发生形态学改变之前发现病变。王之平等研究认为，T2-Mapping 成像可以发现 KOA 早期关节软骨的异常改变，是检测膝关节早期 OA 的敏感手段。在磁场选择方面，不同的医院配备不同磁场的 MRI。Eckstein 等认为，在膝关节软骨形态定量时，3.0T 磁共振准确性和可重复性均优于 1.5T 磁共振。

3. 超声检查

近年来随着超声检查技术的发展及超声诊断仪器性能的提高，超声检查在骨关节疾病诊断中的应用日益广泛。高频超声能发现 KOA 患者早期的软骨改变，即在软骨厚度基本没有发生变化时就可发现软骨边缘毛糙、透声模糊等细微变化。周大治等研究发现，高频超声能较清晰显示膝关节软骨内部回声变化，病例数显示率及关节数显示率均为 92.1%，是所有膝关节早期 OA 表现中显示率最高的，认为高频超声能从软骨内部回声改变和软骨厚度变化两方面反映膝关节软骨退变，从而诊断膝关节早期 OA。高频超声不但能清晰显示关节软骨的形态和内部变化，在显示滑膜等周围组织方面也十分清晰。MRI 显示关节软骨的病变方面具有很高的准确性，但价格昂贵，患者难以承受。超声检查具有价格便宜、检查方便并且无创伤性等优点，可作为 KOA 早期诊断的重要辅助方法。

二、生物标志物检查

OA 的发展最早始于分子水平，后来发展至关节软骨结构水平，最后是关节软骨退变的病理性改变。在最早期的分子水平改变时，应用 MRI 等影像学技术难以检测出病变。但是关节液中的分子细胞代谢物，在组织合成和分解的代谢过程中被释放进入血液或尿液，故可以通过酶联免疫吸附法（ELISA）或放射免疫法进行测定。

1. II 型胶原羧基端肽（CTX-II）

II 型胶原是关节软骨的主要结构成分，OA 发生时，II 型胶原降解代谢加快，在蛋白酶的作用下，II 型胶原首先裂解产生 C- 端肽，即为 CTX-II。窦晓丽等综述了关节软骨退变的相关研究与进展，认为 CTX-II 等细胞因子作为骨关节炎标志物，且在关节软骨退行性改变过程中这些因子含量会升高，因此 CTX-II 可反映关节软骨降解破坏的程度。研究发现，OA 患者体内的 CTX-II 水平较健康人显著升高，甚至可高达 3 倍。任戈亮等检测 OA 大鼠模型血清、关节软骨蛋白提取液中 CTX-II 的变化，发现血清 CTX-II 水平在未出现明显病理变化时即已开始升高，并与病灶区软骨中 CTX-II 表达一致，可作为 OA 早期诊断和病情评估的参考指标。刘潮坚等研究认为，关节滑液中 CTX-II 可作为关节破坏的一个局部诊断性标记物，有利于 OA

的早期诊断。

2. 软骨寡聚基质蛋白（COMP）

COMP 是一种细胞外钙结合蛋白，属于血小板反应蛋白家族。COMP 主要由间质细胞如滑膜细胞和皮肤成纤维细胞产生，其他组织如软骨、肌腱及血管平滑肌等都有 COMP 基因表达。在软骨中，COMP 表达主要位于软骨细胞周围的软骨囊基质成分中。软骨损伤发生后，COMP 最先释放进入关节液中，随后扩散进入血液中，通过尿液排泄。有研究认为，COMP 水平与 KOA 进行性关节损害密切相关，并且此种损害的发展呈阶段性，是 OA 病程中关节软骨退行性变早期阶段的特征性改变。基于 COMP 与关节软骨损害的密切联系，刘世海等运用原子力显微镜（AFM）探针修饰软骨寡基质蛋白（COMP）抗体，检测 COMP 与红细胞膜抗原的相互作用力可以作为临床早期诊断 OA 的特异性方法，可以作为 OA 高危人群的初筛。由于 COMP 在关节内高表达，具有明显的组织特异性，在软骨损伤的诊断中越来越受到重视。多个研究认为，联合检测 CTX-Ⅱ、COMP、硫酸软骨素 846 等生物学标志物有望成为骨关节炎早期诊断的一种有效方法，但临床应用尚需要有更确切的循证医学证据。

三、步态分析

步行是人类最基本的运动之一，步行时足底与支撑面之间的压力分布反映了下肢乃至全身的生理、结构和功能等方面的信息，人体下肢骨关节的创伤、畸形、肿瘤、感染、神经系统疾病，甚至精神状态都会不同程度地影响人体的足底压力分布。人类行走的步态并不完全符合运动生物力学的规律，在长期不良步态的作用下，人体的下肢关节必然会受到一定的影响。膝骨关节炎患者为减少疼痛，患侧会尽量减少单独支撑体质量的时间，因此足跟部触地时间百分比、足跟触地阶段、全足支撑阶段及前足离地阶段等参数均与正常人有着明显差别。张昊华等运用步态测量仪对22例中老年KOA患者进行平地常速行走时步态特征的测试，发现KOA患者步态分期参数、足底各区域与地面的接触时间以及足的平衡参数存在着不同程度的差异。步态分析利用生物力学的概念，结合人体解剖学和生理学知识对人体行走功能进行对比分析。步态分析中基本的运动学参数包括步幅、步速、步频、步宽、步长、足偏角、步行周期、髋膝踝三个关节在水平面和矢状面上角度的周期性变化规律等。其中，步幅、步速、步频、步宽、步长、足偏角等属于时空参数；髋、膝、踝三个关节在水平面和矢状面上角度的周期性变化属于关节角度参数。付海燕等对比了40例老年骨性关节炎患者与10例青年对照组的步态运动学特点，发现KOA患者足跟触地阶段时间百分比、前足离地阶段时间百分比均降低，前足触地阶段、全足支撑阶段时间百分比升高。李勇等查阅了近年来步态分析法在KOA诊治方面的文献，总结认为步态分析可以作为KOA早期诊断的辅助手段。膝骨关节炎患者膝关节周围肌力减退，协调性降低。研究发现，KOA患者需要加大步角来维持身体平衡和步态稳定，而步角的大小与膝关节内外侧旋转肌肉的协调密切相关。KOA患者为避免屈膝负重而加重疼痛，往往采取轻微膝关节过伸位负重以减少关节面压力。长期异常步态会导致股四头肌萎缩，腘绳肌及膝关节后关节囊挛缩，故应用步态分析可以测定膝关节周围肌肉的协调性，以及由各因素引起的膝关节的力和力矩的变化。机体全身或足部相关组织出现病变，步态和足底压力的相关区域峰值压力及分布则会发生改变，这种改变往往早于临床症状、体征的出现。在KOA早期阶段患者可能疼痛等症尚未出现，但整个下肢的生物力学指标往往会出现变化，其生物力学指标的变化是膝关节退变的始动因素和病理基础，多态分析为 KOA 的早期诊断提供了新的参考指标。通过步态分析系统的客观评价，可以为不同病情的患者选择恰当的运动方式和运动量，避免失用性功能损失、错误运动方式选择，可提高人们的生活质量。目前国内步态分析技术用于医学研究才刚起步，尚不具备自行生产大型步态测试系统的能力，步态分析用于膝骨关节炎患者早期诊断的标准、指标尚不完善，但可以作为 KOA 早期诊断的辅助手段，也为将来 KOA 早期诊断研究提供一个新的思路。

【小结】

随着检查技术的不断更新，更多的检查手段将被应用于 KOA 早期的诊断。MRI 由于其自身的优势，在 KOA 早期诊断中仍然发挥着至关重要的地位。超声虽敏感性较 MRI 低，但其方便、经济等优势也将是 KOA 早期诊断中的重要辅助手段。分子生物研究不断深入，更多的生物标志物将被用于 KOA 的早期诊断，它们不但对 KOA 早期诊断有重要的指导意义，而且也可以作为临床疗效的评价指标。然而，KOA 因其广泛的发病率及不可逆性，预防才是最好的治疗。

参考文献

（本文第一作者叶正从，通讯作者沈钦荣）

循证医学在中医药治疗膝骨关节炎
研究中的应用

循证医学，即遵循科学依据的医学。其核心思想是任何医疗决策的确定，即医生处理患者、制定治疗措施、政府制定医疗卫生政策等，都应根据现有客观的、最可靠的科学依据进行。在疾病的治疗过程中，应将个人的临床专业知识与现有最好的临床科学研究证据结合起来进行综合考虑，为每个患者做出最佳的诊疗决策。下面就循证医学在中医药治疗膝骨关节炎（OA）研究中的应用，谈点认识和体会。

一、病因病机的认识

循证医学的核心，就是认为一切都得有依据。当然，这个依据必须是客观的、可靠的，不然，错误的依据势必导致错误的结果。要正确治疗 OA，就必须先对其病因病机有客观认识。

OA 是以膝关节软骨退行性变、破坏为主要病理变化的慢性关节炎，发病年龄多在 50 岁以上，以女性肥胖者多见。目前许多学者认为该病是一种以关节软骨退行性改变为核心，累及骨质，并包括骨膜、关节及关节其他结构的全方位、多层次、不同程度的慢性炎症。实验研究证实，影响关节软骨的相关因素有骨内压升高、金属蛋白酶及其抑制物、细胞因子及生长因子、自由基、自身免疫反应、透明质酸等，其发病多与损伤、营养状况、气候以及患者的职业等因素有关，但其中的许多机理尚未完全明了，有待进一步探索。

中医学将 OA 归之于痹证、痿证，根据古人的论述及本人的临证体会，笔者将本病的病机概括为"虚""阻"两个方面，"虚"包括肝肾（阴、阳）虚、脾（气、阳）虚、血虚，"阻"包括血瘀、痰湿、寒凝，治疗以补虚行阻立法。亦有将其概括为"本痿标痹"者，认为是痿痹并存，先痿后痹。中医对该病病因病机的认识有两个特点：一是其认识源于临床实践。如该病好发于 50 岁以上、女性肥胖者，中医则认为属于肝肾亏损、痰湿内蕴者多见；又因该病与损伤、营养状况、气候诸因素有关，中医则认为与血瘀、寒凝、体质等有关。二是指导临床治疗。根据其"虚""阻"的病理特点，则治疗大法为"补虚""行阻"，具体"补虚"的方法，又可分补肝肾（阴、阳）虚、脾（气、阳）虚、血虚，"行阻"又可分行血瘀、化痰湿、散寒凝，临床可随证化裁，有所侧重。

二、疗效评估及相关因素

循证医学十分重视如何寻找、发现、获取和应用最佳证据来指导临床决策。首先，应给中医药治疗 OA 有个明确的目标定位，即缓解症状，改善关节功能，避免或减少畸形，减少病情进展的风险性及有利于受损关节的修复；其适应证为临床已出现疼痛、活动受限，影像学等检查表现为膝关节增生或关节间隙变窄，而对关节已严重破坏、融合等的病例，非手术不能解决。其次，中医药治疗 OA 疗效评估，应遵循随机对照、系统评价、多中心临床试验的原则。系统评价时应考虑的因素：①与发病因素的关系：如职业、气候、外伤、发病时间的短久等。②患者的最痛苦点：痛、不适、无劲、活动受碍等。③症状与 X 线片、MR、

CT、关节镜检查结果的相关性。④疗效的持久性及起效的快慢。⑤毒副作用观察。只有对上述诸因素有全面、系统、客观、准确的观察结果，才能对某种方法或某种药物的疗效有客观的评价。遗憾的是，目前许多临床报道仅说明适应证及疗效标准、治疗结果，使我们对该种方法或方药缺乏更全面的了解，也难以与其他方法或方药进行有效比较。只有有效依据越多，才越有说服力。

三、中医药优势的发挥

循证医学尚有一个突出特点，就是具有前瞻性，为此我们应用其原理，应充分发挥中医药治疗 OA 的优势。

1. 中医理论的指导作用

目前中医药治疗 OA 常见的方法有分型论治及基础方加减等形式，这些都是在中医理论指导下实行的。这里的中医理论包括对气血、筋骨、五脏生理功能的认识，病因病机的认识，治则治法的认识，方药理论的认识等。其第一个意义在于可以解释为什么不同方药用于同一病却都能有效，其原理一是这些药物都符合该病的某一机理。如该病有以血瘀为主者，则活血可以获效；有以痰湿为主者，则化痰利湿可以收功等。二是该病在不同阶段可表现不同的病理变化。如原为痰湿所困，可用化痰祛湿药，后因病程迁延日久，痰湿去后肝肾亏损，则须用补益肝肾药方能收效。第二个意义是根据中医理论，可以选择最佳处方，指导临床用药。如：根据外邪入侵、肝肾亏损共同导致的结果是脾虚，脾虚在 OA 发展过程中起重要作用的认识，方中健脾之药不能少；根据经络循行理论，可以用腹针来治疗本病；根据冬病夏治理论，可以在夏天用中药热敷治疗本病；根据中医体质学说，针对患者阴阳气血偏胜偏衰的特点，常能收到意想不到的效果；根据中医治未病思想，积极开展中医药预防本病的研究等。不一而论。

2. 特殊的止痛作用

OA 一个很大的特点就是疼痛，因此止痛是重要的治疗目标。中药的止痛作用与西药有所不同，其有两个特点：第一个特点是止痛机理特殊。有不少中药本身就具有止痛作用，如制川草乌散寒止痛，乳香、没药活血止痛等。中药止痛机理的特殊性表现在有些本身无止痛作用的药物，经适当配伍后常能取得很好的止痛效果，而若不审证求因，乱用止痛药，反而不能奏效。如病痛由血虚引起者，补血即能止痛；由肾虚引起者，补肾即能止痛；由痰湿引起者，化痰利湿即能止痛等。第二个特点是止痛效果持久。西药的止痛作用时效短，一般一停药痛又复发，而中药止痛，只要去除了引起疼痛的病因，则止痛效果就会持久。

3. 结合现代研究成果，保持廉便验安全优势

现代药理研究发现，中药能延缓 KOA 的病理进程，但不能完全阻止骨关节炎的进展，对已经变性的软骨无可逆作用，但其预防软骨退变的作用是肯定的，这就要求贵在早治，积极发挥中医药预防 KOA 的作用。有人观察以中医柔肝为治法的中药软骨方及非甾体消炎药扶他林对实验性骨关节炎家兔正常效应部分（胃黏膜、肾皮质）PGE_2 和发病部位（关节滑液）PGE_2 的影响，结果为扶他林对胃黏膜和关节滑液中的 PGE_2 有明显抑制作用，软骨 Ⅱ 号方只对关节滑液中的 PGE_2 有一定抑制作用，其作用强度不及扶他林，但对正常效应部位（胃黏膜、肾皮质）的 PGE_2 不抑制，无胃肠道副作用，因此要发挥中药的这个优势。同时，我们还应保持中药廉、便、验、安全的优势。

参考文献

理伤续断一得录

任何医学理论的形成，都是为了有效指导临床实践，提高疗效，我们若能撷取循证医学精髓，为中医药治疗 OA 所用，定能扬中医之长，发挥更大的作用。

中西医对膝骨关节炎的认识与治疗比较

一、西医对膝骨关节炎（KOA）的认识和治疗

1802 年，Heberden W.M. 报告了与痛风石有别的末端指间关节结节。1884 年，Bouchard C.J. 又报告了近端指间关节结节。1907 年，Garrod A.E. 将这些结节与骨关节炎相联系，以与类风湿关节炎相区别，但对骨关节炎的重视不够。直至 1992 年，骨关节炎研究协会在巴黎正式成立，并召开了第 1 次会议，以后骨关节炎日益为人们所重视，研究进展加快。实验研究证实，影响关节软骨的相关因素有骨内压升高、金属蛋白酶及其抑制物、细胞因子及生长因子、自由基、自身免疫反应、透明质酸等，但其中的许多机制尚未完全明了，有待进一步探索。其治疗可分为内科治疗与外科治疗。

1. 内科治疗

（1）快作用缓解症状药：此类药物主要是止痛和改善症状，包括镇痛剂（如扑热息痛）、非甾体抗炎药（如阿司匹林、保泰松、消炎痛、布洛芬、芬必得等），外用非甾体消炎药（如扶他林软膏、英太青软膏等），局部激素注射，如泼尼松、确炎舒松 A 等。

（2）慢作用缓解症状药：此类药物见效慢（一般需数周），但停药后疗效仍持续一定时间（如数周），也只有缓解症状的作用，如口服硫酸软骨素、关节内注射透明质酸盐、过氧化物歧化酶制剂。

（3）软骨保护剂：是指能够减缓、稳定以及逆转骨性关节炎软骨降解的药物。此类药物也属慢作用药，既能缓解疼痛和改善关节功能，又有改变病情的作用。但该类药物目前尚处在体外实验和动物模型阶段。

2. 外科治疗

其主要目的是解除疼痛、增加关节灵活性和关节稳定性，常用的方法有膝关节镜手术、截骨术和全膝关节置换术。

西医对 KOA 病因、发病机制定位认识的准确性是其特点，但由于目前只认识了其中的某个环节、某种因素，对其机制尚未完全明了，故无特效药。其药物短期止痛疗效较佳，但疼痛本是一种保护性反应，它提醒患者注意对病变部位"控制使用"，过于充分的镇痛不一定是好事。如以往所谓的"消炎痛髋"，现在有人认为不一定是消炎痛药物本身所致，而可能是因镇痛而使患者过度活动所致。若膝关节炎为进展性，畸形在进展，疼痛难以控制，可行膝关节置换术，这也是西医的优势之一。但其假体松动、磨损、感染等并发症发生率高，技术难度大，不如髋关节置换，治疗前应让患者充分了解。膝关节镜治疗 KOA 效果尚未肯定。

二、中医对 KOA 的认识和治疗

中医学将 KOA 归之于"痹证""痿证"范畴，对膝关节生理功能和膝痛病理变化的认识，《内经》论之最早亦最详。《素问·脉要精微论》曰:"膝者,筋之府,屈伸不能,行将偻附,筋将惫矣。"《素问·上古天真论》曰:"五八肾气衰,发堕齿槁……七八肝气衰,筋不能动,天癸竭,精少,肾脏衰惫,形体皆极。"《素问·痹证》云:"风寒湿三气杂至,合而为痹。"根据四时受邪部位划分,分别有"筋痹""脉痹""肌痹""皮痹""骨痹";因病邪内舍五脏,又有五脏痹的论述。《灵枢》云:"经脉者,所以行血气而营阴阳,濡筋骨,利关节者也。"又说:"血和则经脉流行,营复阴阳,筋骨劲强,关节清利矣。"《张氏医通》谓:"膝为筋之府……膝痛无有不因肝肾虚者,虚则风寒湿气袭之。"根据古人的论述及本人的临证体会,笔者将本病的病机概括为"虚""阻"两个方面,"虚"包括肝肾(阴、阳)虚、脾(气、阳)虚、血虚,"阻"包括血瘀、痰湿、寒凝,治疗以补虚行阻立法,可有所侧重,随证化裁。临床也有学者将本病概括为"本痿标痹",认为是痿痹并存,先痿后痹。

　　本病的治法有汤药内服、中药外治、针灸推拿、小针刀等。汤药内服的作用机制经实验证实的有:保持胶原含量的相对稳定,使软骨含水量降低,对软骨退变起抑制作用;通过改善血液循环,降低关节内和骨内高压而减轻症状;降低血浆中过氧化物酶(Lpo)水平,提高超氧化物歧化酶(SOD)活性;阻止KOA病理过程中氧自由基—微循环障碍—氧自由基这种恶性循环。针灸的作用机制是刺激局部感受器,加强传入粗神经纤维(α、β、γ类)活动,减弱传入的细神经纤维(C类)活动,从而抑制痛觉向中枢传导(闸门学说);针刺以后脑内5-羟色胺和吗啡样物质增多,并启动了中枢下行性抑制系统。推拿可以松解粘连,恢复肌肉肌腱弹性,促进静脉和淋巴回流,减轻关节内及骨内压力,促进炎症介质的吸收,有利于关节软骨基质的合成,增加软骨的抗损伤能力。

中医的特色是整体观念、辨证论治，方法多，疗效确凿、持久，副作用少，且使用方便而价廉；不足是对该病的认识是定性而非定量，治法多样而难掌握，见效较缓，对后期器质性改变（如膝关节破坏严重者），更非其所长。

三、中西医结合治疗 KOA 的建议

1. 早期诊断，早期干预

研究证明，常规 X 线平片表现的关节间隙狭窄、骨赘形成、软骨下骨硬化等特点，已成为骨关节炎后期的病理变化。而在此之前出现的局灶性软骨原纤维丝变性、溃疡，以及关节周围软组织病变，X 线平片无法测出。但 MR 不仅可直接从厚度、轮廓、信号等方面了解关节软骨的变化，还能提供 X 线平片难以显示的滑膜、滑液囊、韧带和半月板等组织结构的信息，有助于较早期的诊断，但费用昂贵，无法普及。如何以西医学简便廉价的方法用于早期诊断，并用中药进行有效的早期干预，控制其进程，是今后研究的方向。

2. 中西医互补探讨 KOA 病理

KOA 的病理变化既往认为主要是软骨损伤，现已认识到，软骨下骨板的变化也很重要，而最早的病理变化是软骨，还是软骨下骨板，尚无定论。KOA 绝不是以往人们所认为简单的"退化""破化"过程，而是破坏与修复并存的复杂过程。因此，进一步探讨其病理学及发病机制，了解其风险因素与病因的关系，非常重要。值得重视的是借助中医传统理论优势，探索 KOA 中医病因病理，制定个性化诊疗方案将大有前途。

3. 重视整体观

治疗 KOA，不能单治病，要充分考虑患者的体质因素。首

先，KOA 患者多为中老年人，伴有高血压、心脏病、糖尿病、胃病者不在少数，在选择治疗方案时，不能回避这些因素，甚至还要因这些体质因素而决定治疗方案。其次，应重视西药的副作用如胃肠反应、肝肾功能损害，以及神经系统及血液系统的副作用，选择副作用较少的消炎止痛类药物；避免大剂量、长期服药；要选择性轮换用药，防止产生耐药性。再次，重视骨、软骨与软组织的关系。骨关节后期出现的功能障碍、畸形，并非仅骨、软骨变化所致，还和肌肉、韧带的功能有关。因此，医生治疗患者不应仅仅开方让患者服药，还应指导其进行合理的功能锻炼，以取得事半功倍的效果。

4. 重视综合治疗及疗效 / 经济比率

由于目前对 KOA 的病理机制尚未明了，使用综合疗法，各显其长，是很有必要的。同时，还要注意花较少的钱、精力，取得较好的结果，不要因中药简便而不用，也不要因西药新贵而用之。由动物模型实验所得出的结论不一定适用于人类，目前的所谓软骨保护剂，尚无肯定结论，充其量为慢作用药而已。有些厂家、公司宣传不一定十分实事求是，医生在处方时、患者在服药时，除考虑安全性外，尚应注意疗效 / 经济比率的关系。

骨关节炎与其说是一种疾病，不如说是在机体本身体质因素和环境因素等多种因素作用下的一种破坏和修复的过程。我们寄希望于中西医共同努力，最终解决其预防、诊断和治疗问题。

参考文献

熟地黄治疗原发性骨质疏松症的现代研究综述

地黄为玄参科植物熟地黄的新鲜或干燥块根，始载于《神农本草经》。其中熟地黄为生地黄用黄酒拌闷、晒蒸加工而成。相比于生地黄，熟地黄药性由寒转温，味由苦转甘，功效由清转补，具有滋阴补血、益精填髓之效。熟地黄入药历史悠久，《本草图经》首载："地黄，二月、八月采根，蒸三二日令烂，曝干，谓之熟地黄。阴干者，是生地黄。"《本草纲目》云，熟地黄"填骨髓，长肌肉，生精血，补五脏、内伤不足"。现代药理研究发现，熟地黄含梓醇、糖类、地黄素、氨基酸、地黄苷（ABD等）以及多种化学微量元素，具有抗氧化、抑制肿瘤发展、促进造血、减少骨丢失等作用。随着我国人口老龄化，原发性骨质疏松患者日益增多，对于熟地黄治疗原发性骨质疏松症的研究也越来越多，并取得了初步成果。

一、熟地黄复方在原发性骨质疏松症中的临床应用及研究进展

骨质疏松症是一种以骨量减少、骨脆性增加为特征，并且与增龄相关的全身性骨骼疾病。骨质疏松症分为两种：原发性和继发性。其中原发性包括三类，即绝经后骨质疏松症（Ⅰ型）、老年性骨质疏松症（Ⅱ型）以及特发性骨质疏松症（青少年型）。中医学将骨质疏松症归属为"骨痿""骨痹""骨枯"等

范畴，主要病因为素体肾精不足、骨失滋养。浙江省中西医结合学会骨质疏松专业委员会 2017 年提出共识：依据原发性骨质疏松症的病因病机，结合各家文献观点及问卷调查结果，将其辨证为三大证型，即脾肾阳虚证、肝肾阴虚证以及气滞血瘀证，治疗上以补肾为主，补肝脾、活血化瘀为辅。熟地黄具有滋阴补血、益精填髓之效，因此常见于各中药复方中，用于原发性骨质疏松症的治疗。

1. 右归丸

基于中医学"肾藏精""肾主骨"理论，骨质疏松症的基本病机为肾精亏虚。右归丸中用熟地黄起到滋肾阴、填肾精的关键作用。梁启明等运用右归丸汤剂治疗老年肾阳虚型骨质疏松症患者 30 例，显效率优于服用骨化三醇的对照组。曹俊青等将 64 例肾阳虚型绝经后骨质疏松症患者分别采用右归丸丸剂联合阿仑膦酸钠口服和单纯阿仑膦酸钠口服治疗，治疗 1 年后，右归丸联合阿仑膦酸钠组综合疗效优于单纯阿仑膦酸钠组。

2. 六味地黄丸

熟地黄归肝、肾二经，肝肾同源，因此六味地黄丸能够发挥滋养肝肾、强筋壮骨的功效。陈思圆等将 86 例绝经后骨质疏松患者随机分为对照组静滴唑来膦酸注射液，治疗组在此基础上口服六味地黄丸，治疗 1 年后，两组的总有效率分别为 79.07%、95.35%，差异有统计学意义，六味地黄丸联合唑来膦酸治疗妇女绝经后骨质疏松临床疗效更佳。张宏波等将 60 例肾阴虚型原发性骨质疏松症患者随机分为六味地黄丸组（治疗组）、钙尔奇组（对照组），治疗 12 个月后，治疗组腰椎、股骨颈骨、Ward's 三角 BMD（骨密度）变化率依次为 8.45%、4.39%、4.04%，均显著高于对照组（P < 0.01），总有效率也明显高于对照组。

3. 桃红四物汤

骨质疏松症日久必虚中夹瘀。血瘀影响气血运行，气血不能营养四肢、骨骼而致骨质疏松症日益加重。桃红四物汤以祛瘀血、生新血、畅气机为主要特点，方中熟地黄滋肾养肝、生精补血，配合当归，祛瘀不忘固本，养血兼并活血。戚春潮等用桃红四物汤联合阿仑膦酸钠片治疗因骨质疏松所致的胸腰椎压缩性骨折老年患者 60 例，结果观察组治疗后骨密度（BMD）、视觉模拟评分（VAS）改善均优于对照组。李盼祥等观察桃红四物汤对老年骨质疏松患者防旋型股骨近端髓内钉内固定（PFNA）术后骨折愈合的影响，结果显示，桃红四物汤能明显缩短手术后患者骨折愈合时间。

二、熟地黄在骨质疏松症中的实验研究

熟地黄在经方中作为君药或主要组成成分发挥了重要的抗骨质疏松作用，因此研究者将目光聚集在对熟地黄的抗骨质疏松机理及有效成分的研究上。熟地黄主要通过促进骨形成，抑制骨量丢失，使破骨细胞与成骨细胞之间达到微妙平衡，进而起到抗骨质疏松的作用。Lim 等运用熟地黄水提取物（剂量为30mg/kg、100mg/kg 和 300mg/kg，每日 2 次）治疗去卵巢（OVX）骨质疏松症大鼠模型 8 周，结果显示，熟地黄 300mg/kg 组可显著增加实验鼠股骨和腰椎骨密度，且不影响雌激素水平。盛莉等实验发现，熟地黄可抑制骨破坏，延缓去卵巢大鼠骨量减少，有助于骨质疏松症的防治。

目前，人们已从熟地黄中分离出 58 种化合物，其中梓醇是熟地黄中较丰富的化学成分。Th1 细胞产生炎性细胞因子如干扰素 –γ、白细胞介素（IL）–12 和肿瘤坏死因子 –α，有利

于破骨细胞的形成；Th2 细胞分泌 IL-4 和 IL-10，抑制破骨细胞形成。武密山等发现，梓醇在 $1 \times 10^{-9} \sim 1 \times 10^{-7}$ mol/L 浓度范围内培养 24 小时及 48 小时加速成骨细胞株 MC3T3-E1 细胞增殖；梓醇在浓度 $1 \times 10^{-6} \sim 1 \times 10^{-5}$ mol/L 培养 19 天时成骨细胞株 MC3T3-E1 细胞的矿化结节数目增多，梓醇有助于增加成骨细胞株 MC3T3-E1 的增殖与分化能力。贾英民等发现，梓醇在 $1 \times 10^{-5} \sim 1 \times 10^{-3}$ mol/L 范围对体外培养 SD 大鼠成骨细胞的增殖、分化及成骨作用更明显。

【小结】

通过临床文献分析发现，右归丸、六味地黄丸、桃红四物汤等传统方治疗原发性骨质疏松症的疗效是值得肯定的，且联合西药疗效更佳。研究熟地黄复方治疗原发性骨质疏松症的文献很多，但研究其提取物治疗原发性骨质疏松症的文献尚少，通过文献梳理，可以证实，熟地黄抗骨质疏松的作用是多种有效物质共同作用的结果，可以为熟地黄提取物治疗骨质疏松症的新药研发提供思路。

参考文献

（本文第一作者胡广操，通讯作者沈钦荣）

补肾活血复方对照非甾体消炎药
治疗膝骨关节炎的系统评价

目前，针对膝骨关节炎（KOA），西医主要采用国际指南推荐的非甾体消炎药（NSAIDs）治疗，虽然疗效确切，但大量长期服用存在一定的不良反应。中医认为肾精亏虚是导致KOA的根本原因，瘀血阻络为其致病关键，常以补肾活血复方加减治疗，其临床疗效及安全性得到了大多数学者的肯定。同时，有基础研究证实该类方同样具有抗炎及软骨保护的作用。笔者就两者的临床疗效及安全性展开系统评价，为补肾活血复方对照非甾体消炎药治疗膝骨关节炎的临床决策提供循证依据。

理伤续断一得录

【资料与方法】

1. 纳入与排除

（1）研究类型：所有口服补肾活血复方中药对照非甾体消炎药，以及补肾活血复方中药结合非甾体消炎药对照非甾体消炎药治疗 KOA 的随机对照或半随机对照临床试验，无论是否采用盲法。

（2）干预措施：试验组为口服补肾活血复方中草药（中药复方、中成药复方），对照组为非甾体消炎药；或试验组为补肾活血复方中药结合非甾体消炎药，对照组为非甾体消炎药。

（3）研究对象：纳入对象年龄、种族、性别不限，符合美国风湿病学会制定的膝骨关节炎诊断标准或中华医学会骨科学分会制定的《骨关节炎诊治指南》或中华医学会风湿病学分会制定的《骨性关节炎临床诊疗指南》。

（4）结局指标：①主要指标：总体有效率、不良反应发生率。②次要指标：视觉疼痛模拟评分（VAS）、西安大略和麦克马斯特大学骨关节炎指数评分（WOMAC）、膝关节吕斯霍尔姆（Lysholm）评分。

（5）排除标准：重复发表的文献；数据资料不全或错误，统计学方法缺失或错误，联系作者无果的研究；会议论文。

2. 资料检索

计算机检索数据库包括 CNKI、VIP、Wan-Fang、CBM。检索时限至 2018 年 6 月 30 日。中文以"膝骨关节炎""膝关节炎""骨关节炎""退行性关节疾病""痹证"为检索词进行文献检索。以 CNKI 为例，检索式为 SU=（'膝骨性关节炎'+'膝关节炎'+'膝骨关节炎'+'膝骨关节炎'+'膝关节骨关节炎'）OR SU=（'骨性关节炎'+'骨关节炎'+'痹证'+'关节退变'+'退行性关节疾病'）AND FT=（'膝'+'膝关节'）。

3. 文献筛选

将每个数据库获得的参考文献导入 NoteExpress3.1 后剔除重复文献，然后阅读文章标题及摘要，排除非随机或半随机临床对照试验。初步删除干预措施或对照措施不符合要求的文献，再通过阅读全文，将提及组方原则为补肾活血法的文献纳入研究。

4. 质量评价与资料提取

由两位研究者独立阅读并筛选文献、提取数据，交叉核对，并评价文献质量，如遇分歧，则由双方讨论达成一致或交由第三方判定。文献方法学质量评价依据 Cochrane Handbook 评价标准，内容包括随机方法、隐藏分组、盲法、不完整结局资料、选择性报告结果，以及其他潜在的对结果真实性产生影响的因素等。

资料提取数据，主要包括文献基本信息（标题、第一作者、发表年份）、研究相关信息（患者一般资料、中医证候分型、干预措施、疗效判定指标、疗程等）。

5. 统计学分析

运用 RevMan5.3 软件进行统计分析。效应量为计数资料，采用相对危险度（RR）；计量资料，采用标准化均数差（SMD），两者均计算 95% 可信区间（CI）。异质性定性分析采用 χ^2 检验，检验水准 α=0.10；异质性定量分析采用 I^2 表示。$I^2 < 25\%$ 为异质性低；I^2=50% 为中等程度异质性，$I^2 > 75\%$ 则表示异质性大。

当纳入文献存在方法学异质性时，需进行敏感性分析；当具有临床及方法学同质性，且无统计学异质性，则选择固定效应模型进行合并分析；若存在统计学异质性，需进一步查找异质性来源，如由临床异质性所致则进行亚组分析，非临床原因则用随机效应模型合并分析。如文献无法进行 Meta 分析时，采用描述性分析定性评价。对不完整数据行 ITT 分析以进一步验证证据的可靠性。

【结果】

1. 文献检索结果

依据检索词，各数据库初检出文献 27773 篇，初步排除综述、动物实验、药理研究等获得文献 3452 篇，剔除重复文献后获得 2281 篇，经过标题、摘要初筛及全文阅读复筛后，最终纳入随机对照或半随机对照临床试验 17 篇。

2. 纳入文献基本特征

纳入随机或半随机临床对照试验 17 个，研究对象 1631 例，平均年龄大于 50 岁，均报告组间患者在年龄、性别、病程、病情严重程度上差异无显著性意义。干预措施为中药汤剂对照西药片剂或胶囊以及中药汤剂联合西药对照西药片剂或胶囊。

3. 文献质量评价

17 个纳入研究均提及随机分配受试者，其中 3 个研究按照就诊顺序"随机分配"，6 个研究参照随机数字表分配，无研究提及隐藏分组和盲法，1 个研究指出无脱落病例。除 2 个研究采用经典传统方而无法判断是否有其他偏倚之外，其余均为自拟方或自拟加减传统方，可能存在利益相关性，因此均认定为高风险。

4.疗效评价

（1）总有效率：所有纳入文献均对有效率进行报告，依据对照药物的种类进行亚组分析，结果显示补肾中药复方与非选择性环氧化酶（COX）抑制剂、选择性环氧化酶2（COX-2）抑制剂及COX-2特异性抑制剂相比较无明显差异，合并后的结果显示补肾活血中药复方与非甾体消炎药疗效相似［总有效率：RR=1.05，95%CI（1.00，1.10），P＞0.05］。而补肾活血复方联合非选择性COX抑制剂、选择性COX-2抑制剂的疗效均优于单纯运用此两类西医，合并后结果显示中西结合组疗效优于单纯运用西药组［总有效率：RR=1.20，95%CI（1.12，1.29），P＜0.05］。

（2）不良事件：共有6个研究报道了不良事件，均以胃肠反应为主，包括腹胀、腹泻、恶心、食欲不振等，经停药或对症治疗后均能缓解。考虑各研究间的疗程差异以及非甾体抗炎药种类的差异可能造成临床异质性，仅做描述性分析。非选择性COX抑制剂不良事件发生率均高于补肾复方中药，而COX-2特异性抑制剂与中药比较各研究间结论不同。

【讨论】

《素问·逆调论》曰："肾者水也，而生于骨，肾不生，则髓不能满，故寒其至骨也……病名曰骨痹，是人当挛节也。"肾藏精，主骨生髓，肾精亏损，骨髓化源不足，可致筋燥失养，挛缩而急，发为骨痹。《杂病源流犀烛》中指出："痹者，闭也。三气杂至，壅蔽经络，血气不行，不能随时祛散，故久而为痹。"KOA发病日久，留邪与气血津液相搏结，而致经脉痹阻，血气不通则痛，表现为关节活动不利、肿胀变形。因此，对其治疗采用补肾活血之法一直被大多数中医遵从，现代研究也颇多，尤其是采用临床随机对照试验的报道从 2000 年开始逐年增长。然而，本研究实际纳入的文献数量偏少，主要原因在于剔除了统计方法描述不明确的试验研究，以提高系统评价的内部真实性。

同时，为进一步避免临床异质性，本研究考虑到非甾体消炎药的使用时间与不良事件间可能存在的相关性以及对 COX 抑制特性，预行亚组分析，遗憾的是由于数据不充分，仅做描述性分析。当前对非甾体抗炎药的研究表明：在胃肠道不良反应方面，所有非甾体消炎药均增加上消化道并发症风险，但罗美昔布比萘普生和布洛芬发生率低；在心血管系统不良反应方面，所有非甾体抗炎药包括萘普生，均被发现与急性心肌梗死的风险增加有关，但塞来昔布低于罗非昔布；在急性肾损伤方面，非选择性 COX 抑制剂比选择性 COX-2 抑制剂的风险高。倘若研究者在选择阳性对照药物时考虑这些因素，将有助于进一步提高证据质量。

对于两者的总疗效比较，本研究结果显示补肾活血中药复方总有效率与非甾体消炎药相似，这与之前的研究结果不同，分析其原因可能是剔除了部分低质量文献影响了数据。而倘若在非甾体消炎药的基础上加用补肾活血中药复方，结果显示中西结合疗效优于单纯使用西药。当前动物试验研究提示，补肾活血复方可降低关节液中白细胞介素 1β（IL-1β）等炎症因子的含量从而抑制炎症反应；能通过调控 Wnt/β-catenin 信号通路保护或修复软骨细胞的完整性，重塑细胞的衰老平衡稳态，延缓软骨病损，或增强软骨修复能力，促进关节康复。同时，网络药理学及生物信息学研究提示，补肾活血复方具有多成分、多靶点的特点，通过泛素介导的蛋白水解、雌激素信号转导通路、甲状腺激素信号通路、DNA 复制及内质网中的蛋白加工等多条信号通路，从促进软骨细胞凋亡和抑制软骨细胞增殖两方面发挥治疗 KOA 的作用。这些基础研究结果的相互佐证，也为以上结论提供了一定的依据。

本研究也存在一定的不足。按照循证医学的评价标准，纳入的文献质量普遍偏低，集中于未进行隐蔽分组、无法使用盲法，以及统计报告不规范等，最终进行总有效率 Meta 分析的仅17 篇，样本量较小，发生偏倚的可能性很大，尚需更多、更符合规范的临床试验数据支撑。建议今后的相关中医药临床试验在"中国临床试验注册中心"（Chinese Clinical Trial Register, ChiCTR）进行注册，并参照《中药复方临床随机对照试验报告规范 2017：CONSORT 声明的扩展、说明与详述》对研究进行报道，以进一步提高系统评价的质量。

参考文献

（本文第一作者詹倩，通讯作者沈钦荣）

中药对照软骨保护剂改善膝骨关节炎功能活动的系统评价

在我国，西医治疗膝骨关节炎（KOA）的口服药物主要包括非类固醇类抗炎药及软骨保护剂，而中医主要依据辨证论治的传统理论采用祛风除湿、补益肝肾、活血壮筋等治疗原则组方用药。目前，两者疗效的比较主要集中于中药与非类固醇类抗炎药物对疼痛的改善，而尚未涉及中药对照软骨保护剂对膝关节功能活动的系统评价。实际上，功能活动是一种综合性评判指标，这与中医的整体观诊疗思路更贴近。同时，有试验研究表明中药具有改善软骨代谢、对抗过氧化损伤、有效降低炎症因子、促进软骨修复、减少软骨变坏死的作用，而这与软骨保护剂的作用特点较为相似，两者具有可比性。因此，采用Meta分析的方法系统评价中药对比软骨保护剂治疗KOA的疗效，可为临床决策提供循证依据。

【资料与方法】

1. 纳入与排除

（1）研究类型：所有口服中草药对照口服软骨保护剂治疗KOA的随机对照或半随机对照临床试验，无论是否采用盲法。

（2）干预措施：试验组为口服中草药（中药复方、单味药、中成药），对照组为口服软骨保护剂。

（3）研究对象：纳入对象年龄、种族、性别不限，符合美国风湿病学会膝骨关节炎诊断标准或符合中华医学会骨科学分会制定的《骨关节炎诊治指南》或中华医学会风湿病学分会制定的《骨性关节炎临床诊疗指南》。

（4）结局指标：主要指标为患者功能活动评分，数据至少包括以下一项：西安大略和麦克马斯特大学骨关节炎指数评分表（WOMAC）、膝关节Lysholm评分表。次要指标：不良反应发生率。

（5）排除标准：重复发表的文献，数据资料不全或错误、联系作者无果的研究，会议论文。

2. 资料检索

计算机检索数据库包括中国知识资源总库（CNKI）、维普期刊数据库（VIP）、万方数据知识服务平台（Wan-Fang）、中国生物医学文献数据库（CBM）。检索时限至2018年6月30日。

中文以"膝骨性关节炎""膝关节炎""骨关节炎""退行性关节疾病""痹证"为检索词进行文献检索。

3. 质量评价与资料提取

由两位研究者独立阅读并筛选文献、提取数据、交叉核对，并评价文献质量，如遇分歧，则由双方讨论达成一致或交由第三方判定。文献方法学质量评价依据 Cochrane Handbook 评价标准，内容包括随机方法、隐藏分组、盲法、不完整结局资料、选择性报告结果，以及其他潜在的对结果真实性产生影响的因素等。资料提取数据，主要包括文献基本信息（标题、第一作者、发表年份）和研究相关信息（患者一般资料、中医证候分型、干预措施、疗效判定指标、疗程等）。

4. 统计学方法

运用 RevMan5.3 软件进行统计分析。效应量为计量资料，采用标准化均数差（SMD）计算 95% 可信区间（CI）。异质性定性分析采用 χ^2 检验，检验水准 $\alpha=0.10$；异质性定量分析采用 I^2 表示，$I^2 < 25\%$ 为异质性低；$I^2=50\%$ 为中等程度异质性，$I^2 > 75\%$ 则表示异质性大。

当纳入文献存在方法学异质性时，需进行敏感性分析；当具有临床及方法学同质性，且无统计学异质性，则选择固定效应模型进行合并分析；若存在统计学异质性，需进一步查找异质性来源，如由临床异质性所致则进行亚组分析，非临床原因则用随机效应模型合并分析；如文献无法进行 Meta 分析时，采用描述性分析定性评价；对不完整数据行意向治疗原则（ITT）分析以进一步验证证据的可靠性。

【结果】

1. 文献检索结果

各数据库初检出文献 27773 篇，经 NoteExpress3.1 排除重复文献后获 3981 篇，经过标题、摘要初筛及全文阅读复筛后，最终纳入随机对照或半随机对照临床试验 9 篇。

2. 纳入文献基本特征

纳入随机或半随机临床对照试验 9 个、研究对象 689 例，平均年龄大于 40 岁，组间患者在年龄、性别、病程、病情严重程度上差异无统计学意义（P > 0.05）。根据干预措施特点，纳入研究分为中成药对照西药、中药汤剂对照西药。诊断标准：4 个研究选用美国风湿病学会膝骨关节炎诊断标准，5 个研究采用美国风湿病学会膝骨关节炎诊断标准结合国内中医行业标准。中医亚型：3 个研究描述了中医证候，以虚证为主，具体分型标准不统一。

3. 文献质量评价

9 个纳入研究均提及随机分配受试者，仅有 5 个研究说明随机分配方法（1 个研究按照就诊顺序随机分配，1 个研究参照随机数字表分配，3 个研究运用计算机程序产生随机数字进行分配），其中有 2 个研究提及隐蔽分组。由于所有研究均采用自拟方或自拟加减传统方，可能存在利益相关性，因此认为易导致其他偏倚，均认定为高风险。

4. 疗效评价

（1）Meta 分析结果：纳入的 9 项研究，按照药物剂型分为中成药与软骨保护剂比较和中药汤剂与软骨保护剂比较 2 个亚组。

①中成药与软骨保护剂比较：通过对 WOMAC 功能评分组间的敏感性分析，发现文献敏感性较高，导致结果不稳定，进一步分析各组药物使用疗程，其差别较大，因此对试验结果仅做描述性分析。

②中药汤剂与关节保护剂比较：按照服药后的观察时间点

将 28 天、30 天分为亚组 1，56 天、60 天为亚组 2。由于亚组 1 间存在明显统计学异质性（P < 0.01，I^2=97%），经敏感性分析尚无法从临床及所报道的统计数据中获得原因，考虑异质性过大，对试验结果仅做描述性分析。亚组 2 包含 3 项研究，其中 2 项结局指标为 WOMAC 评分，1 项为 Lysholm 评分。WOMAC 评分的 Meta 结果显示中药汤剂与软骨保护剂组间无明显异质性，（P=0.49，I^2=0%），采用固定效应模型分析，两组功能评分差异有统计学意义［SMD=–0.33，95%CI（–0.62，–0.33），P < 0.05］，表明口服中药汤剂在约 3 个月时对膝关节功能活动的改善优于软骨保护剂。

（2）不良事件：共有 5 个研究报道了不良事件，其中 1 篇明确指出无不良事件。其余研究报道的不良事件以胃肠反应为主，包括腹胀、腹泻、恶心、食欲不振等，经停药或对症治疗后均能缓解。

（3）复发率：仅有 1 个研究按照《中药新药治疗骨性关节炎的临床研究指导原则》制定的疗效标准，对 KOA 的复发率进行了报道，随访时间为 2 个月。

【讨论】

本研究以关节功能活动作为主要结局指标比较贴合患者的诊疗期望，所采用的 WOMAC、Lysholm 评分标准符合国际规范，相较定性指标如有效率更具内部真实性。另外，为了提高研究质量，对文献制定了严格的纳入和排除标准，同时尽可能依照中医的诊疗特色进行亚组分型，排除临床异质性。遗憾的是所纳入的 9 篇文献中，描述 KOA 所属中医证型的仅有 3 篇且具体分型各不相同，这使得证据的适用范围与中医的方证对应思想有一定的差距。

在对照药物的选择上，软骨保护剂被认为具有抗炎止痛、改善功能及控制病程发展的作用，其通过刺激软骨细胞合成蛋白多糖和胶原蛋白，抑制破坏软骨组织酶的活性以及损伤细胞超氧自由基的产生，减少关节软骨形态学的改变，与镇痛药、非甾体抗炎药相比，虽起效时间慢，但副作用小，停药后有遗留效应，这与某些中药的治疗特点较相似。有动物试验提出，中药的补肾益精方能通过促进间充质干细胞增殖、Ⅱ型胶原和蛋白多糖基因表达，起到软骨保护作用；补肾活血方通过调控Wnt/β-catenin 信号通路保护或修复软骨细胞的完整性，重塑细胞的衰老平衡稳态，延缓软骨病损，或增强软骨修复能力，促进关节康复；经典的补肝肾方可下调关节软骨 Wnt3a、β-catenin、MMP-13 蛋白表达，影响软骨基质的降解等。本研究按照剂型将两者进行对照，结果显示口服中药汤剂在约 3 个月时对膝关节功能活动的改善优于软骨保护剂。中成药因异质性暂无法进行合并分析。但值得一提的是，曹月龙等对养血软坚胶囊与氨基葡萄糖的对比研究相较其他更严谨，其结果可为临床提供一定的参考价值。该试验采用随机化区组设计和信封法隐藏随机序列号，就双盲的无法实施给予了合理的说明，使用重复测量方差分析对数据进行评估，结果显示养血软坚胶囊在 2~4 周时显现抗炎和镇痛作用，其对膝关节功能活动的改善与氨基葡萄糖相当。

对于药物的不良事件及 KOA 的复发率，只有个别文献提及，且原始数据无法提取，而这恰是医患双方都关注的焦点，也是指导用药必须考虑的关键点，建议中医药临床试验在"中国临床试验注册中心"进行预注册，既可获得该中心提供的设计指导、中心随机和设盲服务，也可对数据进行规范化管理。同时，参照《中药复方临床随机对照试验报告规范 2017：CONSORT 声明的扩展、说明与详述》对研究进行报道，以进一步提高证据质量。

　　另外，本研究也存在一定的不足：其一，本次分析仅检索了国内数据库，纳入的文献均为中文文献，研究对象主要为亚洲人群，因此资料的收集存在局限性；其二，纳入的文献质量普遍偏低，符合标准并最终进行 Meta 分析的仅 2 篇，样本量较小，发生偏倚的可能性很大。本研究结论尚需更多、更符合规范的临床试验数据支撑。

参考文献

（本文第一作者詹倩，通讯作者沈钦荣）

医案存真

膝痹病

【案 1】陆某，男，77 岁。2018 年 9 月 14 日初诊。

双膝胀痛、打软脚 2 年，时重时轻。偶有腰痛、盗汗。唇紫黯，舌略黯，苔黄腻而滑，脉弦缓。X 线（本院：2018 年 8 月 29 日）示双胫骨髁间隆棘隆起，髌骨上、下缘骨质变尖、增生，关节间隙未见狭窄，周围软组织未见异常。既往史：脑供血不足、先天性胆管阻塞术后 50 年。西医诊断：膝骨关节炎。中医诊断：膝痹病。辨证为气血痹阻证。治以活血化瘀、舒筋活络之法。方用桂枝茯苓丸合四神煎加味：桂枝 10g，茯苓 15g，桃仁 10g，牡丹皮 10g，赤芍 10g，黄芪 15g，石斛 10g，牛膝 15g，制远志 6g，金银花 10g，木瓜 15g，丹参 10g，防风 10g，共 7 剂，1 日 1 剂，分早晚 2 次冲服。另：硫酸氨基葡萄糖胶囊 2 盒，每次 2 片，每日 3 次；云南白药胶囊 2 盒，每次 4 粒，每日 2~3 次。

2018 年 9 月 21 日二诊：双膝肿痛稍缓。无盗汗，打软脚减轻。唇紫黯，舌略黯，苔黄腻而滑，脉弦缓。患者诸症减轻，予原方继续服用。

2018 年 9 月 28 日三诊：打软脚明显减轻，肿痛减轻，有时颈肩背痛。唇紫黯，舌略黯，苔黄腻而滑，脉弦缓。前方加姜半夏 9g。

2018 年 10 月 5 日四诊：诸症缓。唇紫黯，舌略黯，苔黄腻而滑，脉弦缓。前方加葛根 10g。

2018 年 10 月 12 日五诊：痛缓，颈项部拘挛。唇紫黯，舌略黯，苔黄腻而滑，脉弦缓。予黄芪 15g，石斛 10g，牛膝 15g，制远志 6g，金银花 10g，盐杜仲 10g，五加皮 15g，木瓜 15g，薏苡仁 30g，细辛 3g，川芎 10g。

2018 年 10 月 19 日六诊：痛缓，颈项部拘挛减轻。唇紫黯，舌略黯，苔黄腻而滑，脉弦缓。前方加白术 10g。

按语： 膝骨关节炎属于中医学"痹证""痿证"范畴，病机为本虚标实，肝肾不足、正气亏虚是其本，风寒湿邪入侵、痰浊内蕴、瘀血阻滞经络为标。综合本例患者，辨证为瘀血阻络证，方用桂枝茯苓丸合四神煎。桂枝茯苓丸是汉代张仲景名方，见于《金匮要略·妇人妊娠病脉证并治》，其组成为桂枝、茯苓、牡丹皮、炒桃仁、芍药各等份，功用活血化瘀、缓消癥块，是妇科常用方。笔者认为其蕴含了理气与活血、祛血瘀与利水湿、辛温通络与凉血散瘀、扶正（补气）与祛邪（消瘀）等关系的奥妙。《金匮要略论注》说："药用桂枝茯苓丸，桂枝、芍药一阳一阴，茯苓、丹皮一气一血，调其寒温，扶其正气；桃仁以之破恶血，消癥癖……桂枝化气而消其本寒，癥之成，必夹湿热为窠囊，苓渗湿气，丹清血热，芍药敛肝而扶脾，使能统血，则养正即所以去邪耳。"患者以瘀血阻滞经络为主，合用扶正养阴祛邪、清热解毒、通利关节之四神煎，治疗膝骨关节炎日久、瘀血阻络证效果佳。2018 年 9 月 21 日患者诸症减轻，效不更方。2018 年 9 月 28 日患者打软脚明显减轻，颈肩背痛因长时间未活动，局部气血壅滞所致，予原方继续活血化瘀、疏通经脉，加姜半夏燥湿化痰。2018 年 10 月 5 日患者诸症缓，予原方继续活血化瘀、加葛根增强疏通经脉之力。2018 年 10 月 12 日患者颈项部拘挛为风湿之邪壅阻经脉，气血不通。原方去桂枝、茯苓、桃仁、牡丹皮、赤芍、丹参、防风、姜半夏、葛根，加盐杜仲、五加皮祛风湿、强筋骨、补肝肾，薏苡仁利水渗湿除痹，细辛、川芎祛风止痛，上述诸药祛风除痹、解痉挛。黄芪补气生血，牛膝、木瓜疏通经络；牛膝更能破血逐瘀，消散瘀血，远志配合牛膝消散痛肿；金银花清热解毒，加入桂枝温通血脉；石斛养阴生津滋补阴液。2018 年 10 月 19 日患者颈部拘挛感减轻，原方加白术，配合黄芪健脾益气、强卫气，配合细辛、川芎祛风邪、解拘挛、止疼痛。

【案 2】徐某，女，56 岁。2015 年 9 月 21 日初诊。

左膝关节酸痛不适加重 2 个月。患者自诉左膝关节酸痛不适数年，表现为关节酸痛、无力，下蹲及爬楼梯后症状加重，近 2 个月来症状较前加重明显，行走超过 1km 后膝痛明显，自行予以膏药等外贴疗效欠佳，现前来就诊。查体：左膝关节稍肿胀，肤色稍红，肤温基本正常，关节间隙轻微压痛，关节活动范围（ROM）0~110°，浮髌试验（±），麦氏征（±），侧方挤压试验及抽屉试验（–），肢端血运及感觉正常。舌质红，苔薄白，脉数。左膝关节 MRI 示：左膝关节少量积液，胫骨平台局部骨水肿，内侧半月板变性。西医诊断：膝骨关节炎。中医诊断：膝痹病，辨为气阴两虚。治以益气养阴、活血祛痹。方用五福饮合四神煎加减：党参 15g，炒白术 20g，熟地黄 15g，当归 10g，蜜甘草 10g，黄芪 15g，牛膝 15g，石斛 12g，远志肉 6g，制首乌 8g，丹参 15g，连翘 12g，玄参 15g，桃仁 10g，共 7 剂，1 日 1 剂，分早晚 2 次冲服。

2015 年 9 月 28 日二诊：服药后诸症减轻以原方继服 1 周，配合氨基葡萄糖连服 1 个月。后电话随访得知患者觉左膝症状明显缓解，爬楼梯较前明显轻松。

按语：患者左膝关节疼痛不适，久行后加重，伴有气短懒言、无力、头晕等症状，舌质红，苔薄白，脉数，为气阴两虚之象，治宜益气养阴、活血祛痹，方用五福饮合四神煎加减。

党参、黄芪、白术、石斛、熟地黄益气养阴，当归、牛膝、玄参、桃仁等活血祛痹。

【案3】罗某，女，49岁。2019年9月14日初诊。

右膝疼痛、弹响加重半个月。无外伤史。易汗出。大便3~5日1次。咽部不适，痰堵塞感。眼睛干涩、充血。腰酸痛发热，敲打大腿时酸痛明显。既往有甲状腺功能亢进症病史。舌淡黯，瘀点，齿印，苔薄白腻，脉略数。辅助检查：MR（本院：2018年9月10日）示右膝髌骨、股骨内髁局部骨软骨损伤。关节囊积液，腘窝囊肿。西医诊断：膝骨关节炎；腘窝囊肿。中医诊断：膝痹病，辨为气血痹阻。治以理气舒筋、活血化瘀之法。方用柴胡桂枝汤合桂枝茯苓丸加减：柴胡10g，白芍10g，大枣10g，生姜3g，桂枝10g，茯苓15g，桃仁10g，牡丹皮10g，黄芩10g，党参10g，薏苡仁15g，麸炒枳壳10g，姜半夏9g，当归10g。共7剂，1日1剂，分早晚2次冲服。另：美洛昔康1盒口服，每次1粒，每日1次；硫酸氨基葡萄糖胶囊2盒口服，每次2粒，每日3次；云南白药胶囊2瓶涂擦患处，每次5粒，每日2次。

2019年9月21日二诊：痛缓，局部酸胀，近1周无腰痛发热。自觉背部有寒气。予原方去茯苓、桃仁、牡丹皮，加黄芪10g、防风10g。

2019年9月28日三诊：右膝疼痛明显减轻，大便通。予原方去黄芪，加酒女贞子10g、桔梗10g。另：去美洛昔康。

2019年10月5日四诊：患者疼痛减轻，自觉口稍干，喉间不适。予当归10g，熟地黄15g，陈皮10g，姜半夏9g，茯苓15g，甘草6g，生姜3g，桔梗10g，木瓜15g，牛膝15g。

2019年10月12日五诊：痛缓，口稍干，喉间稍有痰，诸症减轻。予半夏厚朴汤加减巩固治疗：姜半夏9g，姜厚朴10g，茯苓 15g，紫苏梗 10g，大枣 10g，甘草 6g，桔梗 10g，苦杏仁 10g，麸炒枳壳 10g。

按语： 患者右膝疼痛，有弹响，因骨与骨之间关系遭到破坏，系骨错缝；腰部、大腿外侧为足太阳、少阳经脉循行部位；易汗出，乃营卫不和；舌淡黯，有瘀点为气血运行不畅；瘀而发热则脉略数。方用柴胡桂枝汤合桂枝茯苓丸加减，疏利太少两经，祛瘀血而热自消。其中桂枝汤调和营卫，解肌辛散，以治太阳之表，营卫和而汗止；小柴胡汤和解少阳，宣展枢机，内调气血；桂枝茯苓丸化瘀解热。西药美洛昔康抗炎止痛，硫酸氨基葡萄糖营养关节软骨，云南白药胶囊活血化瘀止痛。2019 年 9 月 21 日患者诸症缓解，但大腿外侧仍有酸胀感，背部有寒气。局部酸胀感考虑为少阳不和所致，背部有寒气为卫气虚引起，予原方去茯苓、桃仁、牡丹皮，加黄芪、防风固表护卫，疏风散邪。2019 年 9 月 28 日患者疼痛症状减轻，大便通，背冷消失，予原方加酒女贞子、桔梗去黄芪。酒女贞子补肝肾，配合柴胡使肝气条达，桔梗使肺气得宣，兼有通二便之功，使体内水湿随二便而下。2019 年 10 月 5 日患者疼痛减轻，自觉口稍干，喉间不适。口干为津液不足，阴液亏损；喉间不适因气血停滞、痰结壅滞。予地黄滋阴润燥，木瓜生津止渴，当归养血活血，桔梗、半夏、生姜化痰。桔梗、牛膝疏经通络，甘草甘温补气调和诸药。全方滋阴补液、化痰消滞、行气活血共用。2019 年 10 月 12 日患者患部疼痛不显，诉口稍干，因津液亏损，气血不能荣于喉；喉间稍有痰，自觉稍有痰而不能咳出，属痰气凝结于喉间。予半夏厚朴汤加减。半夏化痰散结，降逆和胃；厚朴、桔梗配半夏下气消痰，茯苓渗湿健脾，配伍半夏化痰；紫苏、厚朴、枳壳、桔梗行气宽胸；苦杏仁、厚朴下气止咳平喘，大枣、甘草甘温益气。全方以化痰行气为主，健脾渗湿，使痰无源再生。

【案 4】梁某，女，48 岁。2019 年 2 月 11 日初诊。

患者半年前出现右膝疼痛，活动受限，无明显外伤史，时有弹响，绞锁，上下楼梯为甚，今来诊。平素怕冷。齿痕舌伴有瘀点，苔薄白腻，脉细缓。辅助检查：右膝 MRI 示右膝髌软骨软化症，关节囊少量积液。西医诊断：右膝髌软骨软化症。中医诊断：膝痹病，辨为气血两虚。治以补气养血、舒经通络之法。方用自拟经验方五福健膝方：熟地黄 15g，炒党参 15g，麸炒白术 10g，当归 10g，甘草 10g，牛膝 15g，木瓜 15g，五加皮 10g，共 7 剂，1 日 1 剂，分早晚 2 次冲服。另：血府逐瘀胶囊 3 盒口服，每次 4 粒，每日 3 次；扶他林片 1 盒口服，每次 2 粒，每日 2 次。

2019 年 2 月 18 日二诊：患者疼痛缓，晨起手足瘙痒，眼模糊，似有飞蚊。予原方加防风 10g、蝉蜕 10g。

2019 年 2 月 25 日三诊：患者疼痛、瘙痒减轻，眼模糊，似有飞蚊。予前方加夏枯草 15g。

2019 年 3 月 4 日四诊：述右膝疼痛明显减轻，上下楼梯疼痛减轻，眼睛飞蚊明显减少，模糊减轻，两手瘙痒已愈。停扶他林，予前方加炒蒺藜 10g。另予硫酸氨基葡萄糖 2 盒口服，每次 2 粒，每日 3 次。

2019 年 3 月 11 日五诊：患者述上下楼梯疼痛大减，眼睛飞蚊减少。予前方加狗脊。

2019 年 3 月 18 日六诊：述爬山痛不显，予原方再服巩固疗效。

按语：患者为中年女性，无外伤情况下半年前出现右膝疼痛，有绞锁感，因气血津液亏虚，不能濡养关节，导致关节活动不利。上下楼梯时膝关节筋骨摩擦更甚，疼痛加重。患者平素怕冷，考虑为气虚易感寒。舌赤点，有齿印，苔薄白腻，均与绍地气候湿热相关，脉细缓为虚象。予自拟五福健膝方治疗：方中党参补心，白术补肺，甘草补脾，当归补肝，熟地黄补肾，五脏同补，气血生化有源；牛膝逐瘀通经，使气血补而不滞，并能引诸药下行；五加皮祛风湿、补肝肾、强筋骨，使疼痛得解，筋骨得健。全方治本与祛邪兼顾，再加中成药血府逐瘀胶囊配合西药扶他林片，共奏活血止痛之效。2019年2月18日患者疼痛减轻，晨起手足瘙痒，眼模糊。予原方加防风、蝉蜕以祛风解表，兼以明目。2019年2月25日患者诸症减轻，但眼睛仍模糊，予前方加夏枯草清热泻火明目。2019年3月4日患者右膝疼痛减轻，眼睛飞蚊减少，两手瘙痒已愈。予前方加炒蒺藜平肝明目、祛风、活血，解风邪之瘙痒、眼模糊，助气血运行。另予营养关节软骨的硫酸氨基葡萄糖，停用扶他林片。2019年3月11日患者诸症大减，予前方加狗脊祛风湿、补肝肾、强筋骨，扶正祛邪巩固疗效。2019年3月18日患者诸症减轻，予原方再服巩固疗效。

【案5】凌某，女，50岁。2016年2月19日初诊。

右膝部肿痛，弹响，行走乏力2天。患者2天前骑车不慎扭伤致右膝部疼痛，渐肿胀，关节活动受限，伴弹响，行走乏力，于其他医院拍X线片：右膝关节未见明显骨折异常。回家休息后上述症状未缓解，不能行走，坐轮椅来门诊就诊。查体：右膝部肿胀，外侧间隙压痛明显，右膝关节屈伸活动受限，麦氏征（+），浮髌试验（+），抽屉试验（-），侧方应力试验（-），右下肢肌力稍减退，末梢血运及感觉可。舌质黯红，边有齿印，苔厚腻，脉弦细。患者素体肥胖，平日喜太息，四肢畏寒，偶感胸闷，伤后上述症状加重，伴精神烦躁、神疲食少。患者自诉已绝经，否认既往史及手术史。右膝MR示：①右膝外侧半月板撕裂（桶柄状撕裂）；②右膝关节囊积液。西医诊断：右膝半月板损伤。中医诊断：膝痹病，辨为肝郁脾虚，瘀血阻络证。治以疏肝健脾、活血止痛，佐以凉血。方用逍遥散加减：柴胡5g，炒白芍10g，当归10g，炒白术10g，茯苓30g，甘草6g，赤芍15g，生地黄20g，牛膝15g，木瓜15g，炒薏苡仁20g，乌梢蛇10g，醋延胡索15g。共7剂，1日1剂，分早晚2次冲服。

2016年2月26日二诊：右膝部疼痛稍缓解，肿胀稍减退，仍不能行走，二便调，矢气增多，余诸症同前。舌质黯红，边有齿印，苔厚腻，脉弦细。上方加三棱6g，莪术6g。

2016年3月7日三诊：右膝部疼痛减轻，肿胀明显减退，关节活动度改善，四肢怕冷减轻，仍不能行走，食欲改善，二便调，余症同前。舌质黯红，苔薄腻，脉弦细。上方三棱、莪术剂量增至8g。

2016年3月14日四诊：诸症好转，可拄拐下地行走，未出现弹响声，未见明显乏力，四肢稍怕冷，心情舒畅，二便调。舌黯红，苔薄黄腻，脉弦细。上方加桂枝6g，生地黄减至15g，乌梢蛇减至6g，甘草增至8g。

2016年3月21日五诊：诸症好转，行走活动较前改善，四肢仍觉怕冷，未诉其他不适。舌红，苔薄腻，脉弦细。上方桂枝剂量增至8g。

2016年4月20日六诊：右膝部肿痛得到改善，未见发作，关节活动恢复如常，可独立行走，未出现弹响，无明显不适主诉。

按语：中医辨证认为半月板损伤属"膝痹病"范畴。患者受伤后出现右膝部肿胀、疼痛，关节屈伸活动功能下降，行走乏力，伴弹响等症属膝关节筋伤初期津血不循经，溢于脉外，导致气血不得畅行，经络痹阻，津液不得输布，水湿停聚之故。

患者素来喜太息，偶感胸闷，且形体肥胖，加之受伤后情志失调，神疲食少等症皆属肝郁脾虚之证。舌质黯红，边有齿印，苔厚腻，脉弦细皆为肝郁脾虚、瘀血阻络之象。理应疏肝健脾、活血止痛，佐以凉血为治，故投逍遥散加减。

【案6】张某，女，56岁。2016年5月4日初诊。

患者右膝部肿痛，行走乏力2月余。劳累后加重，休息后好转。寐差多梦，胃纳一般，二便无殊。舌淡，苔薄白，脉细。右膝X线片示：右膝关节退行性改变。西医诊断：膝骨关节炎。中医诊断：膝痹病，辨为气血不足证。治以平补气血。方用五福饮加减：党参30g，熟地黄30g，炒白术20g，当归20g，炙甘草10g，牛膝15g，木瓜15g。共7剂，1日1剂，分早晚2次冲服。

2016年5月13日二诊：患膝肿痛稍缓，行走乏力感减轻，面色较前红润。原方继服7剂。

2016年5月20日三诊：患膝肿痛明显减轻，行走尚可。原方基础上去木瓜，加陈皮10g。

2016年5月27日四诊：诸症减轻。

按语：笔者在临床发现，多数膝骨关节炎患者除了膝关节肿痛、活动受限之外，影像学、舌脉并无明显异常，临床症状亦无气滞血瘀、痰瘀痹阻、肝肾不足等证。笔者认为人于中年之后，形体渐衰，气血不足，濡养失调以致疼痛。治疗上应遵循"中年求复，再振根基"理论，以平补五脏气血，复形体之衰为基本大法。方中熟地黄补肾精，当归养肝血，白术生肺金，甘草健脾土，五味治五脏，各司其职，五脏同补，再振根基。五福饮是笔者临床治疗膝关节病最为重视、运用最多的方剂，力专效验。

腰痛病

【案 1】杨某，女，52 岁。2016 年 10 月 26 日初诊。

腰部脊柱两侧酸痛兼软而无力，加重 1 月余。久坐起身时，腰部直立困难。适量活动后痛缓，劳累后疼痛加重。无臀部及下肢放射痛，无恶寒发热。平素白天活动后汗出甚，大便 3 日 1 次。面色淡白，舌淡暗有瘀点，苔薄白，脉细缓。双侧直腿抬高及加强试验阴性。X 线片示脊柱侧弯。腰椎间盘 CT 示 L2~L3、L3~L4、L4~L5 椎间盘膨出；腰椎退行性改变。西医诊断：腰椎退行性病。中医诊断：腰痛病，辨为气虚血瘀。治以补气活血通络之法。方用补阳还五汤加减（颗粒剂）：黄芪 30g，川芎 10g，当归 12g，地龙 8g，桃仁 10g，红花 5g，熟地黄 20g，防风 10g，杜仲 15g，炒白术 15g，知母 10g。共 7 剂，1 日 1 剂，分早晚 2 次冲服。另：云南白药气雾剂 1 瓶外喷于患处，每天 2 次。

2016 年 11 月 2 日二诊：腰痛稍减，汗出较少，略感腹胀。原方基础上加麸炒枳壳 10g，姜厚朴 10g。

2016 年 11 月 9 日三诊：述因近日劳累过度致原先已缓解的疼痛加重，酸软已不甚。予加双氯芬酸钠缓释片，每日 1 粒口服。

2016 年 11 月 16 日四诊：腰部活动范围增加，汗出不显，大便通畅。

2016 年 11 月 23 日诉诸症减轻。

按语：患者腰部脊柱两侧酸痛属中医学痹证之范畴。细问患者痛以酸为主，兼有软且无力感，坐后站起时腰不能马上直立，类似痿证。其无明显游走性，无刺痛，畏寒怕热不显著。如按照病因分类辨为风痹、寒痹、热痹、湿痹均不适宜。如按照症状分类辨证为行痹、痛痹、着痹也牵强。再查患者平素白天活动后汗出甚，面色淡白，舌淡暗，有赤点，此为气虚血瘀之象。另，患者大便3日一解，亦可由气虚无力推动大肠运化糟粕所致。再反思主症，腰部酸软且无力而类似痿证，可因气虚所致。疼痛乃为痹证所显，此为痿痹并存，病机乃本痿标痹。因此，痿痹同治，采用补元气、祛风湿、止痹痛之法。方用补阳还五汤加减：黄芪意在补气为主，扶正以固本；桃仁、红花、赤芍活血化瘀而不滞，当归尾、川芎养血行气不伤正，地龙搜剔经络，使瘀祛络通。以此为基础方加减正符合患者病症特点，亦符合治疗原则。然此是否可归纳为"方证辨证体系"的运用，有待后期临床探索。

【案2】陈某，女，76岁。2018年12月24日初诊。

腰痛4个月，疼痛留滞，无双下肢放射痛，无外伤史。拍片示腰椎未见明显异常。平素易疲乏，易发口腔溃疡，无怕冷、怕热，二便调。齿痕舌伴瘀点，舌苔光剥，脉缓。西医诊断：腰肌劳损。中医诊断：腰痛，辨证为肝肾不足，气血阴亏。治以益气养血，肝肾双补。方用大补元煎：党参30g，熟地黄30g，山药12g，酒萸肉6g，盐杜仲12g，枸杞子12g，当归12g，炙甘草6g，狗脊10g，肉桂2g，五加皮10g。共7剂，1日1剂，分早晚2次冲服。

2018年12月31日二诊：腰痛明显缓解，继服原方7剂。

2019年1月7日三诊：诉腰痛不显，口腔溃疡再发。予玉女煎加减：熟地黄30g，石膏30g，麦冬10g，知母30g，黄连3g，甘草6g，牛膝10g，白芍10g，肉桂2g。共7剂，1日1剂，分早晚 2 次冲服。

2019 年 1 月 14 日四诊：诉腰已不痛，溃疡明显减少，遂继用原方巩固 1 周，后未来随诊，随访病情已明显好转。

按语：患者为中老年女性，先天素体已虚，以腰痛为主诉来诊，平素易疲乏，易发口腔溃疡，考虑患者气血阴亏，故用大补元煎益气养血、大补肝肾。方中熟地黄配人参，补气养阴，一阴一阳，气生血长；熟地黄配山药、甘草补脾气，助参、地以济生化之源；熟地黄配当归活血养血，使诸痛缓解，熟地黄配枸杞子、山茱萸滋肝肾、益精血，补肾精之真水；熟地黄配杜仲，益肝肾，强筋骨。再配伍肉桂少量，使阴生有源，阳中求阴。因患者疼痛留滞，故用五加皮祛风湿止痛。全方合用气血双补、肝肾共养，共奏止痛之效。服药 14 剂后，患者腰痛缓解，口腔溃疡复发，考虑患者素体阴虚而阳火在上故致口腔溃疡，用玉女煎治之，方中重用石膏、熟地黄，清火而又壮水，再配伍苦寒、滋阴药导热引血下行，以降上炎之火。

【案 3】张某，男，62 岁。2019 年 6 月 19 日初诊。

患者以往从事拉车工作。今诉腰痛、活动受限半月余，有腰椎间盘突出症病史，曾因此住院治疗。现疼痛减缓，自觉腰重，肩背怕冷，夜尿 5 次左右。舌略紫黯，苔白腻，脉缓。西医诊断：腰椎间盘突出症。中医诊断：腰痛病，辨证为肝肾不足。治以温阳利水，补益肝肾之法。方用真武汤加减：淡附片 10g，白术 15g，茯苓 15g，醋五味子 10g，白芍 15g，甘草 10g，熟地黄 15g，泽泻 10g。共 7 剂，1 日 1 剂，分早晚 2 次冲服。

2019 年 6 月 26 日二诊：腰痛减轻，夜尿减少至 2~3 次。夜寐明显好转，双肩怕冷。处方：患者腰痛减轻，夜尿次数减少，但双肩怕冷，故在原方基础上加桂枝 10g 引诸药达上肢。共 7 剂，1 日 1 剂，分早晚 2 次冲服。

2019 月 7 月 3 日三诊：腰重减轻，近 1 周夜间胸背部盗汗。原方加黄芪 15g，共 7 剂，1 日 1 剂，分早晚 2 次冲服。

按语：初诊患者腰痛怕冷，肾阳不足，有外伤史，且舌紫黯，考虑瘀血阻络，苔白腻，有湿邪，总体属肝肾不足，阳虚水泛之证，夜尿次数增多，予真武汤去生姜加五味子补肾固涩、甘草缓急止痛、熟地黄补肝肾、泽泻渗水利湿。二诊患者腰痛减轻，夜尿次数减少，但双肩怕冷，故在原方基础上加桂枝引诸药达上肢。三诊患者胸背部盗汗，属气虚不固，故加黄芪益气固表、防风祛邪。

【案 4】吴某，女，83 岁。2016 年 6 月 11 日初诊。

患者 2 个多月前无诱因出现胸腰背部疼痛，转侧活动受限，来院就诊，查腰椎 MRI 示胸腰椎多发压缩性骨折（陈旧性）。临床诊断为胸腰椎骨折，回家卧床保守治疗后疼痛症状缓解；5 天前因打喷嚏后再次出现胸腰背部疼痛乏力，转侧活动受限，行走困难，伴眩晕耳聋，口干，夜间潮热盗汗，胃纳一般，大便 5 天未解，舌红，苔少而干，脉细。既往高血压病史 20 余年，瘙痒症 30 余年。西医诊断：胸腰椎骨折、骨质疏松症。中医诊断：腰痛病，辨为肾阴亏虚证。治以补肾养阴，强筋健骨。方用左归丸加减：熟地黄 30g，山药 10g，枸杞子 10g，山茱萸 10g，牛膝 10g，菟丝子 10g，鹿胶 10g，肉苁蓉 15g，麦冬 10g，石斛 12g，当归 10g。共 5 剂，1 日 1 剂，分早晚 2 次冲服。

2016 年 6 月 16 日二诊：胸腰背部疼痛稍缓，盗汗减轻，大便于服药后第二天已解，余症同前。原方继服 7 剂，指导患者加强腰背肌功能锻炼。

2016 年 6 月 23 日三诊：胸腰背部疼痛缓解，转侧活动改善，口干、眩晕、胃纳、盗汗等诸症改善。上方去肉苁蓉，加杜仲、续断 10g，继服 7 剂。

2016年8月7日四诊：守方加减，诸症好转，恢复日常生活能力。

按语： 患者为高龄女性，真阴肾水不足，精髓内亏，津液枯涸，不能滋养营卫以致胸腰椎易发骨折，出现腰痛、乏力、活动受限等症，综合兼症、舌诊、脉诊，辨证属肾阴亏虚证。治疗当应补肾阴，强筋骨。左归丸中熟地黄、山茱萸、山药、枸杞子、石斛大补真阴；鹿角胶、菟丝子、肉苁蓉温阳填精，当归、麦冬养血增液。左归丸在补阴之中配伍补阳药，以求阳中求阴。如辨证属肾阳亏虚证，宜选右归丸。笔者临床应用此二方治疗老年性筋骨病，卓有成效。

【案5】 徐某，男，64岁。2019年7月29日初诊。

左侧腰痛加重3周，无双下肢放射痛，无明显外伤史。从事木工。齿痕舌夹瘀点，舌苔中间光剥，脉细。辅助检查：CT示L4~L5、L5~S1椎间盘膨出。腰椎退行性改变。西医诊断：腰椎退行性病。中医诊断：腰痛病，辨为肝肾亏虚、痹阻筋脉。治以祛邪止痛、补益肝肾之法。方用独活寄生汤加减：独活10g，肉桂2g，当归10g，川芎10g，炒白芍15g，党参15g，秦艽10g，川牛膝15g，盐杜仲10g，桑寄生15g，茯苓15g，桂枝5g，细辛3g，地黄15g，醋香附6g。共7剂，1日1剂，分早晚2次冲服。另：扶他林片1盒口服，每次2粒，每日2次；云南白药胶囊2盒外用涂擦患处，每次5粒，每日2次。

2019年8月5日二诊：腰痛稍减轻，照样干活，弯腰时加重。予前方去桂枝、细辛加石斛10g。

2019年8月12日三诊：腰部疼痛大减，予原方巩固疗效。

按语： 患者从事木工工作，经常弯腰干活，姿势不当引起筋骨受损，局部气血运行不畅而不通则痛。患者为老年人，本肝肾不足，风、湿之邪更易侵犯，继而引发腰痛。舌瘀点、苔中间光剥乃阴亏之象，考虑因患者腰痛时间长，久服祛风湿、补肝肾之温燥药物所致，脉细为肝肾不足、气血亏虚之象。故以独活寄生方加减，补肝益肾，祛邪止痛。方中重用独活为君，善治伏风，除久痹，且性善下行，以祛下半身风寒湿邪。臣以细辛、秦艽、肉桂。细辛入少阴肾经，长于搜剔阴经之风寒湿邪，又除经络留湿；秦艽祛风湿，舒筋络而利关节；肉桂温经散寒，通利血脉。因痹证日久而见肝肾两虚，气血不足，遂佐入桑寄生、杜仲、牛膝以补益肝肾而强壮筋骨，且桑寄生兼可祛风湿，牛膝尚能活血以通利肢节筋脉；当归、川芎、地黄、白芍、香附养血活血，生地黄兼以滋阴，防诸药温燥伤阴，党参、茯苓、甘草健脾益气，以上诸药合用，具有补肝肾、益气血之功，且白芍与甘草相合，尚能柔肝缓急，以助舒筋。当归、川芎、牛膝、香附活血，寓"治风先治血，血行风自灭"之意。甘草调和诸药，兼使药之用。诸药共达祛风湿、补肝肾之功，扶正与祛邪兼顾。2019年8月5日前方去桂枝、细辛温燥之品加石斛以配合生地黄养阴，防诸药伤阴太过，并嘱患者停止干活。2019年8月12日三诊，患者腰痛大减，继续予原方巩固疗效。

腰腿痛

【案1】覃某，女，43岁。2018年2月26日初诊。

患者自诉今年1月无明显诱因出现腰痛，酸胀明显，双下肢偶有麻木刺痛，可至足趾，无明显压痛，小腿阵发性酸胀，以胀为主，四肢末端经常有冰凉感。月经周期提前，量少，有暗红色血块。偶有胸闷，咽喉无明显不适，咳嗽咳痰不显，纳少，夜寐尚可，二便调。舌质暗红，可及明显点刺，苔薄腻，脉弦细。CT 示 L4~L5 腰椎间盘突出，L3~L4、L5~S1 椎间盘轻度膨出。西医诊断：腰椎间盘突出症。中医诊断：腰痛病，辨证为肝郁脾虚，气滞血瘀。方用逍遥散加减：当归 10g，白芍 15g，柴胡 8g，茯苓 15g，白术 15g，黄芪 20g，太子参 15g，杜仲 10g，女贞子 10g，枸杞子 10g，墨旱莲 10g，桃仁 10g，红花 5g，丹参 10g，甘草 8g，共 7 剂，分早晚 2 次冲服。

2018 年 3 月 5 日二诊：患者腰部酸胀明显改善，仍痛，双下肢仍感刺痛麻木，活动后加重，小腿酸胀不显，无明显胸闷。纳可，夜寐一般，二便调，舌质暗红，仍有点刺，苔薄白，脉弦细。方用八珍汤加减：当归 10g，白芍 15g，熟地黄 15g，茯苓 15g，白术 15g，太子参 15g，甘草 8g，黄芪 20g，杜仲 10g，桑寄生 10g，牛膝 10g，乌梢蛇 10g，共 7 剂，分早晚 2 次冲服。

2018 年 3 月 12 日三诊：患者腰痛、下肢麻木明显减轻。在前方的基础上加赤芍，以活血散瘀。

2018 年 3 月 19 日四诊：患者整体症状较前明显缓解。考虑患者月经来潮，改用灵仙方外熏以活血化瘀。

2018 年 3 月 26 日五诊：患者腰痛、双下肢刺痛不显。予二诊方巩固疗效。

按语：患者腰痛以酸胀最明显，同时月经不调，胸闷，脉弦细，考虑肝郁；月经量少，可见暗红色血块，舌质暗红，点刺明显，考虑血虚，因血虚推动无力，故夹瘀；患者气血不足，无法达表温煦，以致四肢末端感冰凉。治以疏肝补血活血，同时兼以补养肝肾。故以逍遥方为底，本方柴胡疏肝解郁，使肝气得以条达，缓解胀感。白芍酸苦微寒，养血敛阴，柔肝缓急，白术、茯苓、黄芪、太子参补气健脾，使运化有权，气血有源，甘草益气补中，缓肝之急，当归甘辛苦温，养血和血，女贞子、墨旱莲、枸杞子滋补肝肾，丹参、桃仁、红花活血化瘀。二诊时患者腰部酸胀明显改善，仍痛，双下肢仍感刺痛麻木，活动后加重，小腿酸胀不显，无明显胸闷。三诊时患者腰痛，遇劳加重，卧则减轻，苔白，脉弦细，仍考虑气血不足；气血不足，筋脉失养，故双下肢刺痛麻木。治法以补养气血、活络为主。以八珍汤为主方，既补气又补血，同时杜仲、桑寄生、乌梢蛇、牛膝通络活血止痉。四诊时患者腰痛、下肢麻木明显减轻，因其舌暗红，点刺显，血瘀明显，应加大活血化瘀力度，故在前方的基础上加赤芍活血散瘀。五诊时患者整体症状较前明显缓解，考虑患者月经来潮，改用灵仙方外熏以活血化瘀。六诊时患者腰痛、双下肢刺痛不显，继续服用二诊方，同时辅助调理自身气血。

【案2】沈某，男，63岁。2016年6月27日初诊。

腰痛伴左下肢疼痛麻木半年。患者半年前无明显诱因下出现腰部疼痛，伴左下肢疼痛麻木，行走不利，半年来疼痛反复发作，遇寒痛甚，得温痛减，偶有耳鸣。舌淡，苔薄白，脉沉。2016年1月22日绍兴市某医院腰椎MRI示L4~L5、L5~S1椎间盘突出，椎管狭窄。曾口服消炎止痛药物效不显。既往有慢性胃炎病史。西医诊断：腰椎间盘突出症。中医诊断：腰腿痛，辨为风寒湿闭阻经络。治以祛风除湿，通阳散寒。方用桂枝芍药知母汤加减：桂枝10g，炒白芍20g，知母12g，蜜麻黄5g，淡附片10g，防风10g，甘草8g，生白术30g，薏苡仁30g，海螵蛸10g。共7剂，1日1剂，分早晚2次冲服。

2016年7月4日二诊：腰腿疼痛明显减轻，仍感麻木，大便次数增多，3~4次/日，上方加茯苓15g，继服14剂后腰腿痛症状消失，麻木缓解，行走尚可。

按语：腰椎间盘突出症属中医学"痹证"范畴。本症患者为中老年男性，长期劳作，正气不足，易受外邪，风寒湿邪乘虚而入，痹阻关节肌肉筋络。综合舌诊、脉诊，辨证属风寒湿痹证，治以祛风除湿、通阳散寒，予桂枝芍药知母汤加减。方中桂枝、芍药、甘草三药调和一身营卫之意，炒白芍与甘草配伍又起缓和止痛之效，附子可祛一身之寒邪，白术可除一身之湿邪，防风可散一身之风邪。麻黄则取其开腠理，意在给风、寒、湿邪气以出路，知母养阴清热，生薏苡仁健脾利湿，患者有慢性胃炎病史，加海螵蛸护胃。患者治疗期间未服其他消炎止痛类药物，笔者认为此患者痹证日久，消炎止痛类药物效果不一定明显，中医讲究整体观念、四诊合参，只要辨证准确，成效定显。笔者临证善用此方治疗腰腿痛、半月板损伤、肩痹病等痹证，卓有成效，发挥中医治疗特色优势。

项痹病

【**案 1**】诸某，女，52 岁。2018 年 8 月 20 日初诊。

颈及左肩部酸痛伴左上肢麻木加重 2 个月，无明显外伤史，有时潮热汗出，心烦。舌尖苔光剥，舌根苔白腻，舌有瘀点，脉细缓。DR 示颈椎生理曲度存在，椎体边缘显示骨质增生，前纵韧带局部钙化。部分椎间孔变窄，各椎间隙未见明显狭窄，附件及小关节无殊。西医诊断：神经根型颈椎病。中医诊断：项痹病，辨证为痰瘀阻滞，经络不通。治以祛痰化瘀、疏经通络。方用陈亦人方合四妙丸：葛根 15g，牡蛎 15g，薏苡仁 15g，板蓝根 15g，桃仁 10g，麸炒苍术 10g，黄柏 10g，牛膝 15g，桂枝 10g, 白芍 15g, 共 7 剂, 1 日 1 剂, 分早晚 2 次冲服。

2018 年 8 月 27 日二诊: 诸症未见明显减轻, 口苦, 眼睛模糊。方用柴胡桂枝汤加味: 柴胡 10g, 黄芩 10g, 姜半夏 9g, 党参 10g, 甘草 3g, 桂枝 10g, 白芍 10g, 生姜 3g, 大枣 15g, 牡丹皮 15g, 地骨皮 15g, 共 7 剂, 1 日 1 剂, 分早晚 2 次冲服。

2018 年 9 月 3 日三诊: 诸症缓解, 左上肢仍有麻木, 晨起口苦, 潮热好转。上方加黄连 3g。

2018 年 9 月 10 日四诊: 口苦潮热已瘥, 左上肢仍有麻木。上方加地龙 10g, 蜈蚣 2g, 共 7 剂, 1 日 1 剂, 分早晚 2 次冲服。

2018 年 9 月 17 日五诊: 患者痛麻减轻, 继续以上方治疗。

按语: 首诊患者颈肩不适伴左上肢麻木, 舌根苔白腻, 有瘀点, 考虑痰湿内阻经络不通, 久而化瘀, 予陈亦人合四妙丸加味。陈亦人教授认为颈椎病多由湿 (痰) 瘀交阻, 经脉不通导致, 方中葛根解肌, 牡蛎软坚散结、化痰通络, 对于颈椎病痰瘀阻络之颈臂不通, 兼见眩晕之证有良好的疗效; 薏苡仁甘淡微寒, 利湿解毒, 主筋急拘挛、不可屈伸, 针对颈椎病之肢体拘挛、麻木、疼痛等症状; 桃仁活血化瘀, 祛瘀生新, 开通经络, 与葛根相配, 解肌活络, 对颈椎病痰瘀交阻之病机相吻合; 颈椎病病程日久, 痰瘀阻久, 必生热毒, 板蓝根清热解毒。二诊患者诸症未见明显减轻, 口苦, 眼睛模糊, 潮热汗出, 考虑围绝经期, 并伴心烦, 原方改柴胡桂枝汤加味疏通三焦、调和营卫。《伤寒论》载柴胡桂枝汤可疗头痛项强, 地骨皮、牡丹皮养阴敛汗。三诊患者痛缓, 左上肢仍有麻木, 晨起口苦, 潮热好转, 予黄连清热燥湿。四诊患者口苦潮热已瘥, 左上肢仍有麻木, 加蜈蚣、地龙可以入络搜剔, 改善上肢麻木。五诊患者痛麻减轻, 继续原方治疗。

【案 2】赵某, 男, 33 岁。2018 年 10 月 17 日初诊。

颈项疼痛伴头晕加重半年，长期使用电脑，自带 MR（2016年9月24日）：C5~C6 椎间盘轻度后突，椎管稍狭窄。近来头胀头痛明显加重，记忆力下降。齿痕舌夹瘀点，苔薄白，脉细略数。西医诊断：颈椎病。中医诊断：项痹病，辨为气滞血瘀。治以活血行气，舒筋活络。方用陈亦人方合桂枝茯苓丸加减：葛根 15g，薏苡仁 15g，牡蛎 15g，板蓝根 15g，桃仁 10g，桂枝 10g，茯苓 15g，牡丹皮 10g，赤芍 10g，菊花 10g，钩藤 10g，蝉蜕 8g，白芷 10g。共 7 剂，1 日 1 剂，分早晚 2 次冲服。

2018 年 10 月 24 日二诊：颈项痛缓解，记忆力未见明显改善。齿痕舌夹瘀点，苔薄黄腻，脉细略数。原方加石菖蒲、制远志。

2018 年 11 月 1 日三诊：颈项痛缓解，寐安，记忆力改善，继用原方。后未来就诊，随访病情已好转。

按语：患者为男性青年，长期伏案工作，处于不正确的姿势，以致骨骼失去原来的平衡，即骨错缝。骨错缝引发筋脉受损，则局部气血凝滞，不通则痛，气血不通则头目不荣，头晕头痛随之发生，肝气上逆，气血壅滞于头，则头胀，肾精不能荣脑而记忆力减退。方用陈亦人方合桂枝茯苓丸加减。方中桃仁、牡丹皮、赤芍活血化瘀力强；赤芍养血活血，使瘀血去，新血生；桂枝温通血脉，助桃仁之力，又可与赤芍调和气血；薏苡仁、茯苓利水渗湿健脾，除体内湿热；葛根、板蓝根、牡丹皮清热凉血；葛根、白芷、蝉蜕止痛，兼有疏风散邪、通络之功。菊花、钩藤平抑肝阳。全方共奏活血行气、舒经活络之效。

【案3】陈某，女，46 岁。2016 年 2 月 6 日初诊。

患者受风寒后颈项部疼痛，转动不利 5 天，伴右上臂放射痛，自病来感畏寒明显，项背僵硬，热水淋浴后疼痛缓解，胃纳一般。舌淡，苔薄白，脉弦紧。颈椎间盘 CT 示 C5~C6 椎间盘轻度膨出，颈椎退行性改变。曾服消炎止痛药物效不显。西医诊断：神经根型颈椎病。中医诊断：项痹病，辨为风寒痹阻证。治以通阳散寒，祛风止痛。方用麻桂饮加减：麻黄 10g，肉桂 4g，当归 12g，甘草 8g，陈皮 6g，葛根 30g，生姜 3g，薏苡仁 15g。共 4 剂，1 日 1 剂，分早晚 2 次冲服。

2016 年 2 月 13 日二诊：颈项部疼痛缓解，畏寒减，诉服药后感微微汗出。上方肉桂减至 3g，麻黄减至 8g，加炒白芍 10g，继服 7 剂后颈项部疼痛症状消失，无上肢放射痛。

按语： 本病中医辨证属项痹病。患者年近五旬，气血渐亏，风寒湿邪痹阻太阳经俞，阴寒气胜而邪不能散，故出现项背强、活动不利、畏寒等症。综合舌诊、脉诊，辨证属风寒痹阻证。治疗当以通阳散寒、祛风止痛为基本大法。方中麻黄、肉桂温阳散寒，当归补血，葛根为太阳经之要药，疏经和络，薏苡仁、陈皮健脾利湿，甘草、生姜调和诸药。患者服药后微微汗出，疼痛缓解，足见此方之神效。

痹证

【案 1】谢某，女，46 岁。2019 年 8 月 5 日初诊。

腰及全身关节酸痛加重 1 周，头胀，胸闷，纳呆。舌瘀黯，苔白腻而干，脉细。平素经常弯腰干活。CT 示 L5~S1 椎间盘膨出，腰椎退行性改变。西医诊断：关节痛。中医诊断：痹证，辨为湿邪痹阻。治以理气健脾化湿之法。方用痹证方加味：防己 10g，苦杏仁 10g，赤小豆 15g，薏苡仁 30g，姜半夏 9g，滑石 10g，甘草 6g，栀子炭 10g，麸炒枳壳 10g，广藿香 10g，石菖蒲 10g，茯苓 10g，姜厚朴 10g，炒麦芽 10g，炒谷芽 10g，煅瓦楞子 10g。共 7 剂，1 日 1 剂，分早晚 2 次冲服。

2019 年 8 月 12 日二诊：腰部疼痛大减，胸闷好转，稍头胀，大便通畅。予上方去杏仁加陈皮 10g。

2019 年 8 月 19 日三诊：腰痛明显减轻，胸闷不显，胃纳较前改善，仍头重头胀，予前方加薄荷 6g，防风 10g。

按语： 本病以湿邪阻碍气血运行为主要病机。湿邪侵袭头胸部则头胀、胸闷；侵袭关节则身重关节酸痛；蕴于脾胃则运化失司，见纳呆，苔白腻而干，脉细。故予用理气健脾化湿之法，方用痹证方加味。方中防己祛风湿、利水消肿；杏仁宣利上焦肺气，气行则湿化；姜半夏燥湿化痰；广藿香芳香醒脾化湿；薏苡仁、茯苓健脾利水渗湿，合滑石、赤小豆使湿从下焦而去；姜厚朴、枳壳理气宽中、行滞除满；炒麦芽、炒谷芽健脾消食；石菖蒲化湿开胃；栀子炭清热利湿、凉血散瘀，防病久而化热，甘草调和诸药。全方宣上、畅中、渗下，三焦分消湿邪，服后湿去病缓。

【案 2】蒋某，女，60 岁。2019 年 10 月 30 日初诊。

双膝胸背冷痛 2 年，遇冷明显，夜寐不安，性急躁。舌有瘀点，裂纹，苔薄，脉弦细。西医诊断：双膝关节痛。中医诊断：痹病，辨为营卫不和、气机不畅。治以调和营卫，和解表里，斡运枢机。方用柴胡桂枝汤加味：柴胡 10g，黄芩 10g，党参 15g，姜半夏 9g，桂枝 10g，炒白芍 20g，生姜 4g，炒大枣 10g，甘草 6g，百合 10g，芥子 10g，酸枣仁 10g，制远志 6g，首乌藤 15g。共 7 剂，1 日 1 剂，分早晚 2 次冲服。

2019 年 11 月 6 日二诊：冷痛缓解，夜寐渐安，有时心悸。右膝仍有疼痛，仍干活较多。在前方基础上加珍珠母 30g。

按语：柴胡桂枝汤作为小柴胡汤和桂枝汤的合方，原为伤寒太阳少阳合病而设。其既有和解少阳、解肌发表之功，可治外感伤寒太少两阳之病，又有外和营卫、内调气血之效，可治内外杂病营卫气血经脉不通之病。患者双膝胸背冷痛为营卫不和、经络不通，不通而痛；失眠乃少阳枢机扭转不利，阳不入阴，《灵枢·口问》曰："卫气昼日行于阳，夜半则行于阴。阴者主夜，夜者卧……阳气尽，阴气盛，则目瞑，阴气尽而阳气盛，则寤矣。"营卫失和，阳不入阴，阴阳失交是失眠的病理基础。故予柴胡桂枝汤加减调和营卫，和解表里，斡运枢机：方中桂枝、芍药调和营卫，化寒解表；柴胡、黄芩和解少阳；半夏开结散气，疏通表里，畅利营卫；党参、大枣、甘草三药味甘温，补益脾胃，助其枢转，以利气机升降出入，有补而行之之妙用，正如陈修园说："少阳为枢，而所以运此枢者胃也。小柴胡汤中之参枣，是补胃中之正气以转枢。"芥子豁痰理气，百合、酸枣仁、制远志交通心肾、宁心安神，首乌藤养血安神、祛风通络，生姜助桂枝温化寒凝。服药后，患者胸背冷痛明显减轻，但右膝仍有轻微疼痛，时有心悸，考虑患者仍在干活，予告知停止工作，再予前方加珍珠母安神定惊。

足跟痛

【案】漏某，男，48 岁。2019 年 7 月 12 日初诊。

患者诉约 3 个月前无明显诱因出现左足跟部疼痛，另诉左膝部酸痛不适，夜间加重，怕冷。舌略黯，齿印，苔薄，脉细缓。西医诊断：左跟痛症。中医诊断：筋痹病，辨为气血痹阻。

治以活血化瘀，通络止痛之法。方用桂枝茯苓丸加味：桂枝10g，茯苓15g，桃仁10g，牡丹皮10g，赤芍10g，夏枯草10g，牡蛎15g，木瓜15g，甘草8g，白芍15g，醋延胡索15g，薏苡仁30g。共7剂，1日1剂，分早晚2次冲服。另：扶他林片1盒口服，每次1粒，每天1次；硫酸氨基葡萄糖胶囊2盒口服，每次2粒，每日3次；云南白药胶囊2盒外用涂擦患处，每次5粒，每日2次。

2019年7月19日二诊：疼痛明显减轻。予原方继续服用。

2019年7月26日三诊：疼痛减轻，夜间未见明显加重，左膝部酸痛减轻。予原方继续服用。

按语： 患者平素怕冷，乃阳气不足。足跟疼痛、左膝部酸痛考虑因风、湿之邪客于局部，痹阻筋脉导致局部气血不畅，引发疼痛。患者阳气虚加之气血不畅而舌黯，绍地湿热，易感湿邪困遏脾胃，则舌有齿印，患者气血稍虚，体内湿邪较重则脉细缓。治法以活血化瘀为主，予桂枝茯苓丸加减，其活血化瘀之力强，配合甘草，引入桂枝汤，温通筋脉，助阳化气，使瘀血散，气血得通，阳气得以生发。瘀血日久，瘀而化热，加夏枯草清热化火散结，使瘀血得散；牡蛎治酸止痛缓解酸痛症状，木瓜舒筋活络，配薏苡仁健脾利湿，延胡索止痛，加强方中活血之效，兼以行气，气行则血行；甘草、白芍为芍药甘草汤之主药，缓急止痛。全方以活血化瘀为主，又能治疗诸兼证。2019年7月19日复诊：患者诸症均明显减轻，予原方继续再服。2019年7月26日三诊：患者疼痛缓，治疗有效，予原方继续服用。

胫骨骨折延迟愈合

【案1】徐某，男，49岁，农民。2014年12月14日初诊。

右胫骨骨折术后5个月骨不愈合。患者自述5个月前因骑电瓶车摔伤致右胫骨中下段骨折，当地医院行骨折切复内固定术，术后切口愈合良好按期出院。出院后定期门诊复查，遵嘱执行。现术后5个月，外院复诊告知胫骨骨折未愈合，继续观察延期负重，现转至我院就诊。患者近几个月胃口欠佳，大便细软偶伴有溏泄，小便偏少。本院初诊查体：右小腿肌肉萎缩明显，右下肢胫前侧可见手术瘢痕存在，愈合良好，患处无红肿，轻微压痛，纵向叩击痛（+），负重时患处疼痛，肢端血运及感觉良好。苔薄腻，舌边有齿印，脉细弱。本院DR示右胫骨中下段双骨折，内固定存留，位置良好，骨折正侧位线位均良好，骨折端骨痂稀疏伴轻微骨萎缩，右胫骨骨质疏松。西医诊断：胫骨骨折延迟愈合。中医诊断：骨萎，辨为脾胃亏虚。方用参苓白术散加减：党参15g，白术30g，茯苓20g，甘草6g，桔梗12g，山药30g，薏苡仁30g，当归30g，黄芪20g，陈皮6g。连服2周。嘱患者避免负重，指导功能训练。

2周后复查，患者诉进食较前增多，患肢自觉较前有力，舌边齿印较前变浅，查X线示骨折端骨痂较前稍增多。再以原方稍作调整，改白术15g，茯苓15g，加丹参20g、补骨脂15g，继续服用2周。

再次复查X线示：骨折端较多骨痂生长。予以患肢夹板固定，嘱患者扶拐行走。在原方基础上加杜仲15g，川续断20g，骨碎补 20g，自然铜 20g，促进骨折愈合，继续服用 3 周。

复查患肢已能弃拐行走，无压痛，无叩击痛，行 X 线示骨折段骨痂大量生长，骨折线模糊。嘱继续夹板固定，弃拐行走。

一个半月后复查，患处无压痛，无纵向叩击痛，X 线示骨折段骨痂包裹，连续骨痂通过骨折线。

按语：患者骨折后长期卧床，中医认为"久卧伤气"，易致脾胃气虚，运化失良，谷物精微输布失常，骨折延迟愈合。治宜益气健脾渗湿，方用参苓白术散加减。方中茯苓、桔梗、山药健脾渗湿，黄芪、党参、白术益气健脾，当归活血。患者服药 14 剂后，食欲好转，脾胃功能渐好，故减少白术及茯苓用量，加丹参活血，补骨脂促进骨折愈合。用药 1 个月左右，脾胃之气已复，予以杜仲、川续断、骨碎补、自然铜等补肾接骨之药促进骨折愈合。

伤筋病

【案】李某，女，60 岁。2018 年 8 月 31 日初诊。

右小腿肿痛、活动不利 5 天，有扭伤史，无肢体麻木等不适，未予治疗。舌略黯，苔白腻，脉细。B 超示右下肢动静脉目前未见异常。X 线片示右胫腓骨未见明显骨折。西医诊断：右小腿扭挫伤。中医诊断：伤筋病，辨证为气滞血瘀。治以消肿止痛，活血行气。方用桂枝茯苓丸加减：桂枝 10g，桃仁 10g，赤芍 10g，牡丹皮 10g，茯苓 15g，甘草 3g，天花粉 15g，木瓜 15g，伸筋草 10g。共 7 剂，1 日 1 剂，分早晚 2 次口服。

2018 年 9 月 7 日二诊：肿痛明显减轻。续用前方。后未来就诊，随访已治愈。

按语： 本案结合患者临床症状、舌苔脉象，方用桂枝茯苓汤加减。方中桂枝温阳通脉，芍药养血和营，桃仁破血消癥，牡丹皮活血散瘀，茯苓利水消肿，加入木瓜、伸筋草舒经活络，天花粉消肿排脓，甘草缓和诸药。全方使瘀血得化，气血畅通，水湿随小便而去，通则不痛。

少寐

【案】 李某，男，32岁。2019年3月1日初诊。

3年来无明显诱因下出现夜寐不安，伴耳鸣、畏寒、纳差、大便质稀次数多，腰酸。齿痕舌夹瘀点，苔白腻，脉弦细，略数。西医诊断：失眠。中医诊断：少寐，辨为脾虚气血不足。治以补气养血，健脾渗湿。方用炙甘草汤加减：炙甘草10g，肉桂3g，生姜5g，麦冬15g，阿胶9g，火麻仁10g，地黄15g，党参15g，制远志6g，炒酸枣仁10g，薏苡仁30g。共7剂，1日1剂，分早晚2次冲服。

2019年3月8日二诊：诸症缓解，续用原方。

2019年3月15日三诊：夜寐不安较前改善，口苦，晨起口臭。方用参苓白术散加减：党参10g，茯苓10g，麸炒白术10g，薏苡仁30g，山药10g，桔梗10g，白扁豆10g，莲子10g，砂仁3g，甘草5g，姜半夏9g，制远志8g，炒酸枣仁10g，首乌藤15g。共7剂，1日1剂，分早晚2次冲服。

2019年5月31日四诊：多梦，胃胀。方用桂枝龙骨牡蛎汤加减：桂枝10g，生姜3g，大枣15g，白芍15g，赤芍15g，牡蛎 15g，龙骨 15g，炙甘草 6g，薏苡仁 30g，姜半夏 9g，党参 15g。共 7 剂，1 日 1 剂，分早晚 2 次冲服。

2019 年 6 月 21 日五诊：梦已记忆不清，胃胀减轻，大便仍质稀次数多。处方：白芍 15g，麸炒苍术 15g，防风 10g，陈皮 10g，姜半夏 9g，茯苓 15g，薏苡仁 30g，姜厚朴 10g，麸炒枳壳 10g，炒白扁豆 30g，石菖蒲 15g，广藿香 10g。共 7 剂，1 日 1 剂，分早晚 2 次冲服。

2019 年 6 月 28 日六诊：寐较前安，胃纳好转，大便 1 日 1~2 次。在原方基础上加木香 3g、黄连 3g。

按语：失眠为临床常见症之一，可分为实证和虚证。实证多由邪气引起，虚证多由营气不足所致。《景岳全书》曰："无邪而不寐者，必营气之不足也。营主血，血虚则无以养心，心虚则神不守舍……以致终夜不寐，或忽寐忽醒而为神魂不安等证，皆宜以养营气为主治。"炙甘草汤首载于《伤寒杂病论》，原用于治疗"脉结代，心动悸"；《千金翼方》用于治"虚劳"，列入补益方条目下。观此方有辛甘维阳、甘润养阴、补益气血、调和营卫之功，故选用之，服后诸症缓解。三诊患者夜寐不安较前改善，口苦、口臭，大便溏泄次数多，考虑脾虚不能运化水湿，予参苓白术散加减，健脾理气渗湿，养血安神。四诊患者诉多梦、胃胀，予桂枝龙骨牡蛎汤合半夏秫米汤加减，以薏苡仁替代秫米，共奏调和阴阳、镇潜摄纳、祛痰和胃、化浊宁神之功。五诊患者梦已记忆不清，胃胀减轻，大便仍溏、次数多，加健脾燥湿理气醒脾之品。六诊患者经理气健脾燥湿、养心安神治疗，胃纳、睡眠较前好转，大便次数减少，予香连丸理气燥湿。

胃脘痛

【案 1】赵某，男，43 岁。2014 年 10 月 8 日初诊。

患者胃脘隐痛半年，时有嗳气，无反酸，无呃逆，无呕吐，进冷食后腹胀，疼痛加重。平素精神不佳，易疲劳，畏寒，活动后易汗出。小便可，大便溏，睡眠浅。自带胃镜报告示"慢性浅表性胃炎"。西医诊断：慢性浅表性胃炎。中医诊断：胃脘痛，初辨为气血不足。法当健运脾胃，补中益气。方用补中益气汤合参苓白术散加减：炒党参 15g，炒白术 30g，茯苓 15g，柴胡 5g，甘草 5g，黄芪 20g，升麻 6g，当归 20g，薏苡仁 30g，炒白芍 15g，砂仁粉 3g（冲），仙鹤草 20g，红枣 10g，三七花 6g，薄荷 5g（后下）。共 7 剂，1 日 1 剂，水煎，分早晚 2 次口服。

2014 年 11 月 4 日二诊：大便较前成形，疲劳感略较前减轻，余症同前。追问病史诉平素口干，喜热饮，胃脘部喜按。改以温中补虚、健脾益气、养心安神，投小建中汤合四君子汤加减：炒白芍 20g，桂枝 10g，红枣 10g，甘草 5，炒党参 15g，炒白术 30g，茯苓 15g，薏苡仁 30g，砂仁粉 3g（冲），芡实 15g，煅牡蛎 15g，煅龙骨 10g，淮小麦 15g，木香 10g，建曲 10g，并自加饴糖 30g，生姜 3 片。共 7 剂，1 日 1 剂，水煎取汁，兑入饴糖，文火加热溶化，分早晚 2 次口服。

2014 年 11 月 11 日三诊：胃脘痛减，精神好转，面色较前红润有光泽，继在原方基础上加减服药 30 余剂。

2014 年 12 月 16 日复诊：已无明显胃脘痛，无乏力汗出，无口渴咽干。面色渐红润，寐可。

按语： 患者面色淡白无光，易疲劳，畏寒，活动后易汗出，语声低而无力，乃一派气虚之象。气虚则无力以帅血行，血不荣于面，则面色淡白无光；气虚则卫外无力，肌表不固，而易汗出；气虚则四肢肌肉失养，周身倦怠乏力；气虚则清阳不升而精神委顿。故初诊用补中益气汤合参苓白术散加减，补中益气，健脾渗湿，然效果不著。再虑患者胃脘痛，喜热饮，胃脘喜按，此乃中焦虚寒，温煦无能，脘腹拘急隐痛之象。虚则喜按，寒则喜热，故换用小建中汤合四君子汤加减温中补虚，和里缓急，调和阴阳。果然，效如桴鼓。

【案2】 盛某，女，62岁。2019年6月19日初诊。

胃脘部胀痛1年，饭后甚，大便每天2~3次，不成形，咽喉不适，晨起口苦，口干不欲饮，夜寐不安。齿痕舌，质红略黯，苔白腻，脉弦细。自带胃镜报告示"慢性浅表性胃炎"。西医诊断：慢性浅表性胃炎。中医诊断：胃脘痛，辨为饮食失节，脾胃不和。治以寒温并用，理气和中。方用半夏泻心汤加味：姜半夏9g，黄连3g，党参10g，大枣10g，薏苡仁30g，黄芩10g，干姜5g，甘草6g，防风10g，木香10g。7剂，冲服，每日1剂，分2次服。

2019年6月26日二诊：胃胀略缓，咽喉不适减轻，口苦稍减轻。

2019年7月8日三诊：腹胀减轻，大便次数减少，较前成形，口干。在原方基础上加石斛12g，麦冬15g，玄参15g，陈皮10g，白术15g，白芍15g。

2019年7月15日四诊：胃胀较前舒服，大便次数较前减少成形，口苦。

2019年7月22日五诊：胃胀较前减轻，大便次数减少，夜寐不安。上方去大枣、木香、玄参，加酸枣仁 6g，广藿香 10g，桂枝 6g。

2019 年 7 月 29 日六诊：胃部较前舒服，大便次数减少，质烂不黏。上方加炒白扁豆 10g。

按语：患者胃部胀痛不适，便溏，齿痕舌，苔白腻，乃脾虚运化失调；晨起口苦，口干不欲饮，舌红略黯，为有热象。治疗时予半夏泻心汤加味寒温并用、消痞散结，理气和中。加木香理气，薏苡仁利水渗湿，石斛、麦冬养阴，玄参清热，陈皮理气，白术健脾利水，白芍柔肝止痛，白扁豆健脾化湿，广藿香芳香化浊，桂枝平冲降气。患者夜寐不安，故加酸枣仁养心安神。

（注：医案记载中服药方法为"冲服"者，药物剂型均为颗粒剂。）

理伤续断一得录

附

骨折整复 X 线图像

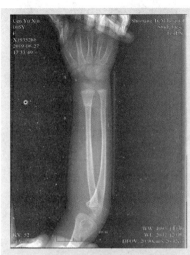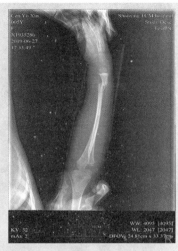

图 1　儿童尺桡骨远端双骨折手法整复前

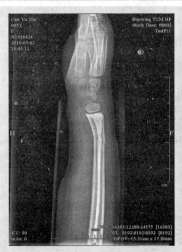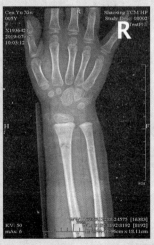

图 2　儿童尺桡骨远端双骨折手法整复后

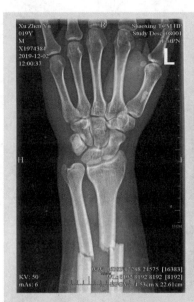
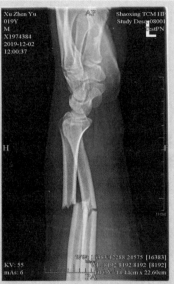

图3 尺桡骨下1/3端双骨折手法整复前

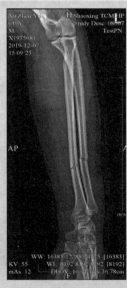
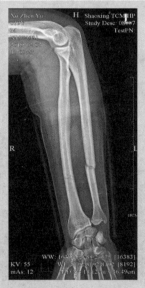

图4 尺桡骨下1/3端双骨折手法整复后

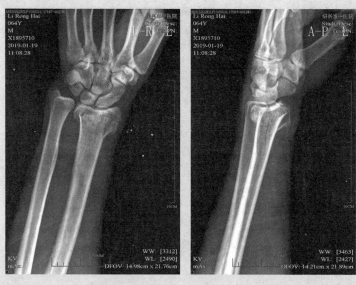

图 5　成人桡骨远端骨折支架外固定前

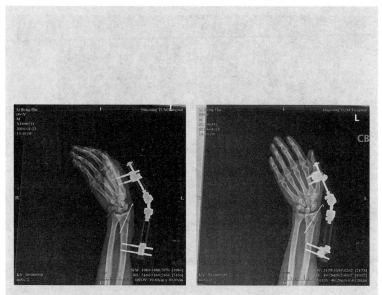

图 6　成人桡骨远端骨折支架外固定后

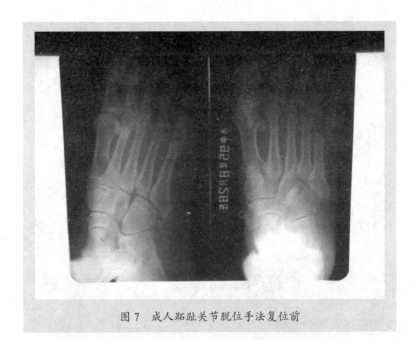

图 7　成人跖趾关节脱位手法复位前

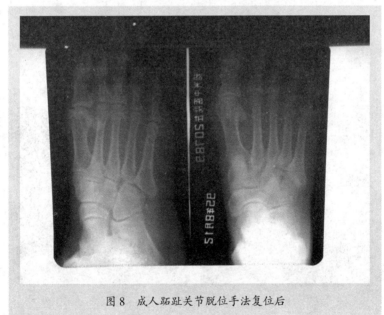

图 8　成人跖趾关节脱位手法复位后

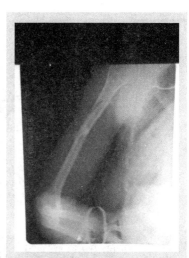

图 9 肱骨干粉碎骨折手法复位前

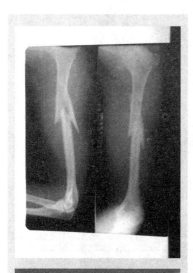

图 10 肱骨干粉碎骨折手法复位后

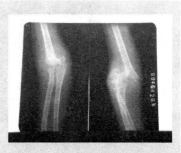

图 11 肱骨髁上骨折手法复位前

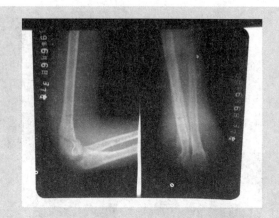

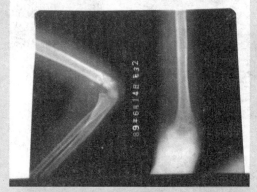

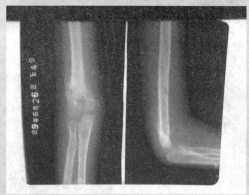

图 12　肱骨髁上骨折手法复位后

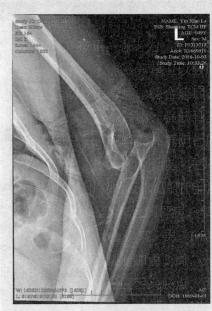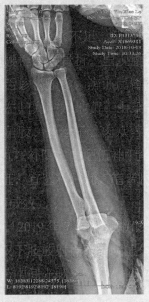

图 13 肘关节脱位手法整复前

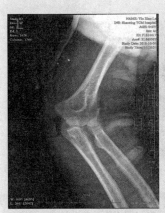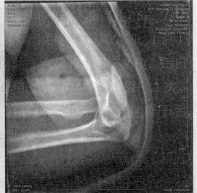

图 14 肘关节脱位手法整复后

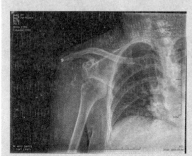
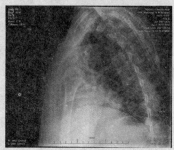

图 15　肩关节脱位伴肱骨大结节骨折手法整复前

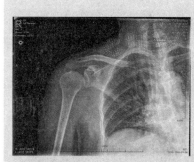
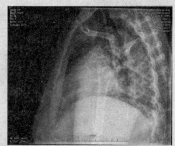

图 16　肩关节脱位伴肱骨大结节骨折手法整复后